Hygiene-Reiniger im Haushalt

Günter Kampf

Hygiene-Reiniger im Haushalt

Sinnvoll oder schädlich? Der richtige Umgang und Einsatz

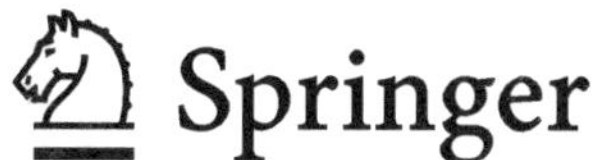

Prof. Dr. Günter Kampf
Universitätsmedizin Greifswald
Institut für Hygiene und
Umweltmedizin
Greifswald, Deutschland

ISBN 978-3-662-59725-5   ISBN 978-3-662-59726-2   (eBook)
https://doi.org/10.1007/978-3-662-59726-2

Die Deutsche Nationalbibliothek verzeichnet diese Publikation in der Deutschen Nationalbibliografie; detaillierte bibliografische Daten sind im Internet über http://dnb.d-nb.de abrufbar.

Springer ist ein Imprint der eingetragenen Gesellschaft Springer-Verlag GmbH, DE und ist ein Teil von Springer Nature.
Die Anschrift der Gesellschaft ist: Heidelberger Platz 3, 14197 Berlin, Germany

Inhaltsverzeichnis

1

Einleitung

Wer erinnert sich nicht an die Werbespots im Fernsehen, in denen der Hund in das Haus kommt, voll bepackt mit zahlreichen gefährlichen Bakterien, die sich überall im Haus verteilen. Oder das Kind, das mit seinen Händen die Toilettenbrille berührt und damit ganz offensichtlich mit gefährlichen Bakterien oder Viren in Berührung kommt. Wenn man dieser verallgemeinerten werblichen Darstellung Glauben schenken will, dann steht in solchen Situationen eine lebensbedrohliche Infektion bei den Familienmitgliedern kurz vor dem Ausbruch. Dank der fürsorglichen Mutter kann das Risiko einer schweren Infektion für das Kind und andere Haushaltsmitglieder jedoch gleich gebannt werden, da sie den Fußboden oder die Toilettenbrille direkt mit einem Desinfektionsreiniger behandelt. Die Mutter hat aus Sicht der Hersteller solcher Produkte in dieser Situation alles richtig gemacht. Doch brauche ich eine routinemäßige Anwendung von Desinfektionsreinigern im Haushalt wirklich? Und was

© Springer-Verlag GmbH Deutschland,
ein Teil von Springer Nature 2020
G. Kampf, *Hygiene-Reiniger im Haushalt*,
https://doi.org/10.1007/978-3-662-59726-2_1

passiert eigentlich mit den Wirkstoffen, die auf die Böden, Toilettenbrillen oder die Haut aufgebracht wurden oder die mit dem Abwasser über die Kanalisation in die Umwelt kommen? Können sich die Mikroorganismen eventuell sogar an diese Wirkstoffreste anpassen? Können dadurch im schlimmsten Fall sogar Antibiotikaresistenzen entstehen? Oder werden Biofilme in ihrer Entstehung gefördert, die eine Abtötung der Bakterien wegen des höheren Schutzes im Biofilm fast unmöglich machen?

Zahlreiche Medien berichten immer wieder über eine Zunahme von Antibiotikaresistenzen, vor allem bei Bakterien, die in Krankenhäusern nachgewiesen werden. Im Jahr 2015 kam es innerhalb der EU zu 33.110 Todesfällen nach Infektionen mit multiresistenten Bakterien. Diese Zahl ist alarmierend, da 63,5 % dieser 671.689 Infektionen eine Folge der medizinischen Behandlung waren, also nosokomial erworben wurden. Es wird über panresistente Isolate berichtet, bei denen kein Antibiotikum mehr wirksam war. Nach der letzten Auswertung des Bundesinstituts für Risikobewertung vom August 2018 sind Antibiotikaresistenzen das Gesundheits- und Verbraucherthema, bei dem die meisten der 1014 befragten Personen beunruhigt sind, 47 % sogar stark beunruhigt sind [10]. Hatte man nach der Entdeckung des Penicillins durch Alexander Fleming im Jahr 1928 noch die berechtige Hoffnung, dass die Infektionskrankheiten durch die wirksamen Antibiotika bald ausgerottet sein würden, so sprechen heute manche Wissenschaftler bereits von der „postantibiotischen Ära", also der Zeit nach den Antibiotika, in der eine Infektion wieder so tödlich sein kann wie vor der Entdeckung des Penicillins. Die Weltgesundheitsorganisation WHO hat deshalb die Eingrenzung von Multiresistenzen zu einem weltweiten Ziel erklärt. Auch die G20 haben im Jahr 2017 beschlossen, Maßnahmen zur Eingrenzung von Multiresistenzen bei Antibiotika durch einen „sachgerechten Einsatz" bzw. eine „umsichtige Verwendung" zu treffen. Als vorrangiges Element gilt dabei die Prävention von Infektionen, beispielsweise durch Hygiene und Impfungen. Darunter ist beispielsweise die gezielte Desinfektion in der Patientenversorgung zu verstehen, also in Krankenhäusern, Arztpraxen oder durch ambulante Pflegedienste. So sollen Mitarbeiter der Patientenversorgung u. a. nach einem Patientenkontakt eine Händedesinfektion durchführen, um eine mögliche Kontamination ihrer eigenen Hände mit Bakterien des Patienten, möglicherweise multiresistenten Bakterien, zu eliminieren und somit ihre Weiterverbreitung auf andere Patienten oder Flächen zu verhindern. Hier kommt der gezielten Anwendung von Desinfektionsmitteln eine große Bedeutung zur Begrenzung der Ausbreitung multiresistenter Bakterien in den verschiedenen Einrichtungen des Gesundheitswesens zu. Ein weiterer Aspekt der G20 Maßnahmen ist die „umsichtige Verwendung" von Antibiotika. Durch die Entwicklung, Förderung und Unterstützung bei der Umsetzung von Programmen zum sachgerechten Einsatz von Antibiotika („antibiotic stewardship") soll der unsachgemäße Einsatz von Antibiotika im Humanbereich verringert werden. Der Zugang zu den benötigten Antibiotika sollte nur unter entsprechender ärztlicher Aufsicht erfolgen. Vereinfacht könnte man sagen: so wenig Antibiotika wie möglich, aber gerade eben so viel wie nötig.

In Desinfektionsmitteln oder Hygiene-Reinigern werden im Vergleich zu Antibiotika ganz andere antimikrobiell wirksame, also biozide Wirkstoffe eingesetzt. Von daher könnte man annehmen, dass bei bioziden Wirkstoffen keine Resistenzbildung möglich ist, geschweige denn eine Kreuzresistenz zwischen einem bioziden Wirkstoff und einem Antibiotikum. Und doch haben sich Bakterien in 90 Jahren auf immer neuen Wegen hervorragend an die antibiotischen Wirkstoffe angepasst, um einen Überlebensvorteil zu haben. Warum sollte also diese Anpassungsfähigkeit der Bakterien gegenüber bioziden Wirkstoffen nicht genauso vorhanden sein?

Am 2. August 2018 machte im Deutschen Ärzteblatt ein Nachricht Schlagzeilen: „Klinikkeim entwickelt Toleranz auf Desinfektionsmittel". In der namhaften Fachzeitschrift Science Translational Medicine wurde über neue Isolate des Bakteriums *Enterococcus faecium* berichtet, die gegenüber dem bioziden Wirkstoff iso-Propanol weniger empfindlich geworden waren [104]. Der biozide Wirkstoff iso-Propanol wird auch in Deutschland routinemäßig zur Händedesinfektion, Flächendesinfektion und zur Hautantiseptik vor Operationen eingesetzt. Die WHO bezeichnet iso-Propanol zur Händedesinfektion sogar als unverzichtbaren Wirkstoff [128]. Auf einmal soll nun also eine Bakterienart gegenüber einem bioziden Wirkstoff unempfindlicher geworden sein, von dem man bislang guten Gewissens behauptet hat, das eine Resistenzbildung nicht möglich ist? Inzwischen wurde gezeigt, dass iso-Propanol in angemessener Konzentration (z. B. 60 % oder 70 %) und unter Anwendung eines ausreichenden Volumens sehr wohl gegenüber den „iso-Propanol-toleranten" Isolaten wirksam ist. Und doch zeigt diese Schlagzeile, dass die Fachwelt mittlerweile auch gegenüber den verschiedenen bioziden Wirkstoffen erworbene Resistenzen befürchtet.

Zur Eingrenzung von Antibiotiokaresistenzen halten es praktisch alle Wissenschaftler für sinnvoll und erforderlich, die wertvollen antibiotischen Wirkstoffe möglichst nur zur Behandlung von tatsächlich vorhandenen bakteriellen Infektionen einzusetzen und damit alle anderen Anwendungen kritisch zu hinterfragen bzw. aufzugeben. Das würde dem Grundsatz entsprechen: so wenig Antibiotika wie möglich, aber gerade eben so viel wie nötig.

In Analogie dazu scheint es nun genauso geboten zu sein, die wertvollen bioziden Wirkstoffe möglichst nur dort gezielt einzusetzen, wo damit auch tatsächlich eine Infektionsübertragung vermieden werden kann. Mit diesem Grundsatz sind in der Folge so einige Anwendungen von Hygiene-Reinigern oder Desinfektionsmitteln auf Basis dieser bioziden Wirkstoffe kritisch zu hinterfragen bzw. aufzugeben.

In 2016 passierte etwas Ungewöhnliches. Die Behörde für Lebensmittel und Arzneimittel der USA (Food and Drug Administration) verbot zahlreiche antimikrobielle Seifen für den Haushalt [23]. Bis dahin konnten sich Hersteller auf eine Monographie berufen, nach der ausgewählte Wirkstoffe wie beispielsweise Triclosan als grundsätzlich wirksam und sicher in Flüssigseifen galten. Nach einer Bewertung seitens der Behörde jedoch war es jedoch nicht bewiesen, dass das Waschen mit Wasser und antimikrobiellen Seifen besser vor Infektionen schützen als das Waschen mit Wasser und einfachen Seifen ohne biozide Wirkstoffe. Der zusätzliche biozide Wirkstoff in einer Waschlotion hatte somit aus Sicht der Behörde keinen nachweisbaren Nutzen *im Sinne einer Infektionsprävention.* Es gebe sogar Hinweise, dass diese für Waschlotionen nun verbotenen bioziden Wirkstoffe auf Dauer mehr schaden als nutzen. Zu den bereits bekannten Risiken zählte die FDA bei wiederholter Anwendung von Triclosan unter anderem die Entstehung von Resistenzen bzw. hormonähnliche Wirkungen.

Diese Entscheidung der Behörde ist in der Wissenschaft ausdrücklich begrüßt worden. So schrieben McNamara und Levy zu Triclosan [91]: „Diese persistierende Chemikalie drängt Bakterien ständig zur Adaption; jedes Verhalten, das die Entstehung von Antibiotikaresistenzen fördert, muss umgehend beendet werden, wenn der Nutzen null ist." Mehr als 200 Wissenschaftler und Ärzte unterstützten diesen Grundsatz in 2017 mit der Deklaration von Florenz, die auf der Grundlage der bekannten Risiken und des fehlenden Nutzen von Triclosan und Triclocarban formuliert wurde, insbesondere wegen ihrer Anwendung zur Händewaschung im häuslichen Umfeld [43]. Darin sind 4 Empfehlungen enthalten, die aus ihrer Sicht geeignet sind, eine weitere Entwicklung zu unumkehrbaren Resistenzen abzuwenden:

1. Vermeide die Anwendung von Triclosan oder Triclocarban bzw. anderer Chemikalien, es sei denn, dass ein wissenschaftlicher Nutzen für die Gesundheit des Anwenders und die Sicherheit der Anwendung nachgewiesen ist.
2. Wenn die Anwendung biozider Wirkstoffe notwendig ist, sollten sicherere Alternativen verwendet werden, die nicht persistent sind und kein Risiko für Mensch und Ökosystem darstellen.
3. Produkte mit Triclosan, Triclocarban bzw. anderen bioziden Wirkstoffen sollten entsprechend gekennzeichnet sein, selbst wenn für das Produkt keine Gesundheitsclaims gemacht werden.
4. Die Sicherheit der bioziden Wirkstoffe und ihrer Abbauprodukte sollten über das gesamte Produktleben hinweg bewertet werden, einschließlich Herstellung, Langzeitanwendung, Entsorgung und Freisetzung in der Umwelt.

Analog zu Antibiotika wird in der Fachwelt inzwischen zunehmend auch das Risiko einer Resistenzbildung durch persistierende biozide Wirkstoffe erkannt. Zahlreiche dieser Wirkstoffe werden nicht nur in Desinfektionsmitteln in Krankenhäusern, Arztpraxen, Pflegeheimen bzw. in der Veterinärmedizin eingesetzt, sondern auch in

Desinfektionsmitteln, Reinigungsmitteln oder sonstigen Produkten für den Haushalt. Doch in welchen dieser Produkte findet man eigentlich welche bioziden Wirkstoffe? Welche antimikrobielle Wirksamkeit weisen diese Wirkstoffe tatsächlich auf? Eine Übersicht dazu wird in Kap. 3 zu finden sein. Und können diese Wirkstoffe bei Bakterien zu Resistenzen gegenüber dem Wirkstoff selbst, anderen bioziden Wirkstoffen oder sogar Antibiotika führen? Sind dabei manche dieser Wirkstoffe mehr betroffen als andere? Und ist eine Anwendung von Desinfektionsmitteln zuhause überhaupt sinnvoll?

In diesem Buch werde ich diesen Fragen nachgehen. Im Kap. 4 wird erklärt, wie die Wirksamkeit gegenüber Mikroorganismen überhaupt untersucht wird, sowohl im Reagenzglas als auch auf Händen und Flächen. Die möglichen Nebeneffekte der häufig verwendeten bioziden Wirkstoffe in Hygiene-Produkten werden im Kap. 5 erläutert. Eine Bewertung der beworbenen Wirksamkeit im Hinblick auf die Prüfmethoden wird anschließend im Kap. 6 vorgenommen. Welche Hygiene-Produkte zur Vermeidung von Infektionen im häuslichen Umfeld für die Routine empfohlen werden, lässt sich im Kap. 7 nachlesen. Schließlich wird im Kap. 8 erläutert, welche Desinfektionsmittel sinnvollerweise zuhause vorhanden sein sollten, um diese im Fall von übertragbaren Infektionen nutzbringend und gezielt einsetzen zu können. Im Anhang sind alle genannten Mikroorganismen in einem Steckbrief erläutert, gefolgt von einem Glossar für Begriffe, die möglicherweise nicht gleich verständlich sind.

Die Hersteller dieser bioziden Haushaltsprodukte werben gern mit dem Bild der fürsorglichen Mutter, die ihre Familie durch Hygiene-Reiniger oder Desinfektionsmittel zu schützen versucht. Die fürsorglichen Eltern haben jedoch gleichzeitig eine Verantwortung hinsichtlich aller möglichen

Folgen, die aus der Anwendung bestimmter biozider Wirkstoffe resultieren kann, vielleicht sogar für die eigene Familie. Deshalb gilt es den erwartbaren Nutzen der desinfizierenden Reinigung bzw. Desinfektion zuhause mit den bekannten Risiken abzuwägen. Denn wahrscheinlich sind die Folgen der ungezielten Routineanwendung bestimmter Wirkstoffe gravierender als der zu erwartende Nutzen.

2

Biozidprodukte für Zuhause

Sehr viele Menschen verwenden zuhause Produkte aus Supermärkten oder Drogerien zur Reinigung von Flächen, dem WC oder in der Küche. Ein Teil der Produkte sind Biozidprodukte, d. h. dass sie laut Herstellerangabe eine messbare antimikrobielle Wirkung aufweisen und einen oder mehrere biozide Wirkstoffe enthalten, mit denen Schadorganismen unschädlich gemacht oder zerstört werden. In der Regel ist hiermit eine bakterizide, also Bakterien abtötende Wirkung gemeint. Einige Produkte werden mit einer fungiziden, also Pilze abtötenden Wirkung beschrieben. Manche Produkte weisen auch eine viruzide Wirkung auf, mit der eine Inaktivierung von Viren beschrieben wird. Diese antimikrobielle Wirkung wird durch verschiedene Chemikalien erzielt, von denen dieser Effekt bekannt ist.

Manche Nutzer verwenden Biozidprodukte ganz bewusst, weil sie diese antimikrobielle Wirkung ganz allgemein oder in ausgewählten Situationen haben wollen. Diese Menschen erwarten von der Anwendung einen

© Springer-Verlag GmbH Deutschland,
ein Teil von Springer Nature 2020
G. Kampf, *Hygiene-Reiniger im Haushalt,*
https://doi.org/10.1007/978-3-662-59726-2_2

zusätzlichen Schutz vor Infektionen. Andere Anwender hingegen wissen nicht unbedingt, dass Substanzen mit einer bioziden Wirkung in manchen Haushaltsprodukten sind bzw. um welche Wirkstoffe es sich handelt.

Vielen Lesern ist die Marke Sagrotan vermutlich ein Begriff. Unter diesem Namen werden vom Hersteller Reckitt Benckiser zahlreiche Produktarten angeboten, die Mehrzahl davon mit prominent ausgelobter Wirksamkeit gegen Bakterien. Auf der Homepage ist zu lesen: „Unsere Aufgabe hat sich darauf ausgeweitet, der Ausbreitung von krank machenden Bakterien auf Hände, Körper, Wäsche und Oberflächen vorzubeugen. Unser Anspruch ist es, einen Beitrag zu einem gesunden Leben zu leisten. Damit Sie sich in Ihrem Zuhause geschützt fühlen und sich sorgenfrei den wichtigen Dingen des Lebens widmen können." Als Zielgruppe der Produkte wird vor allem die fürsorgliche Mutter gesehen: „Wir wissen unsere Partnerschaft mit Müttern zu schätzen, weil wir uns so um die Gesundheit ihrer Familien kümmern können. Wir bemühen uns, noch bessere Körperpflege- und Reinigungslösungen anzubieten, damit ihre Wohnungen und Familien gesund bleiben."

Einige Hersteller nutzen in den Werbeaussagen Bilder von Bakterienmonstern und gefährlichen Keimen, die sich auf dem Fußboden, der Toilettenbrille, unter dem Sofa oder am Haltegriff eines S-Bahn-Sitzes befinden. Hier wird bewusst das Bild einer allgemeinen Gefahr erzeugt. An diesen Stellen werden sicher Bakterien zu finden sein, denn das Zuhause bzw. die S-Bahn sind nicht steril. Doch stellen diese „Keime", die dort zu finden sind, tatsächlich eine gesundheitliche Gefahr dar?

Von der Bode Chemie GmbH, einem Tochterunternehmen der Paul Hartmann AG, werden in Deutschland seit langem Desinfektionsmittel unter der Marke Sterillium angeboten. Diese werden vorwiegend von Mitarbeitern im Gesundheitswesen gezielt zur Prävention von Infektions-übertragungen auf Patienten eingesetzt (Professional-bereich) [121]. Insbesondere in den Wintermonaten finden sich die Sterillium Händedesinfektionsmittel jedoch auch oft in Apotheken, meist an gut sichtbarer Stelle für den interessierten Kunden. In Ergänzung werden seit kurzem unter dem Namen Sterillium Protect & Care auch Des-infektionsmittel gezielt für den Gebrauch zuhause und unterwegs beworben. So waren in der Hamburger S-Bahn im Januar 2019 Werbebilder zu sehen, die optisch eine allgemeine Gefährdung durch Keime an den Haltegriffen darstellen. Um diese allgemeine Gefährdung durch Keime zu bannen, werden ein Desinfektionsgel für die Hände und ein Desinfektionsspray für Flächen gezeigt („stark gegen Winterkeime"). Doch welche Flächen mit dem Desinfektionsspray in der S-Bahn oder an anderer Stelle besprüht werden sollen, damit der Fahrgast sich nicht mit den „Winterkeimen" infiziert, bleibt offen.

In einem Restaurant in Hamburg waren außerdem direkt über den Pissoirs Bilder zu sehen, die ebenfalls eine allgemeine Gefahr von Bakterienmonstern darstellen, dies-mal an den Türgriffen des Toilettenbereichs. Über den Pis-soirs würde der einfache optische Hinweis reichen, dass direkt nebenan Waschbecken vorhanden sind, wo man sich einfach die Hände mit Wasser und Seife waschen kann. Das reicht nämlich völlig aus. Und es stellt sich die Frage: auf welcher wissenschaftlichen Grundlage schützt eine Flächendesinfektion des S-Bahn-Griffs nachweislich vor Infektionen mit „Winterkeimen"? Und auf welcher wissenschaftlichen Grundlage schützt eine Händedes-infektion nach dem Urinieren nachweislich vor Infektio-nen? An diesen Beispielen lässt sich sehr gut erkennen, dass optisch lediglich an eine diffuse Angst bzw. Sorge vor Infektionen appelliert wird.

Die große Mehrzahl der Bakterien ist völlig harmlos bzw. sogar unverzichtbar für die menschliche Gesundheit. Nehmen wir als Beispiel die Haut des Menschen. Auf der Haut befindet sich die „residente Flora", ein Gemisch verschiedener Bakterienarten, das dauerhaft auf der Haut siedelt („residiert"). Sie hat eine wichtige physiologische Funktion, denn sie schützt die Haut vor Fremdflora („transiente Flora"), die möglicherweise für den Menschen eine Infektionsgefahr bedeuten kann. Durch diese Schutzfunktion wird ein mikrobieller Antagonismus hergestellt, sodass die eigene Hautflora die Haut vor der Kolonisation durch Fremdflora schützt, auch durch die Konkurrenz um Nährstoffe auf der Haut [5]. Die eigene Hautflora ist also eine wichtige erste Verteidigungslinie gegenüber Bakterienarten, die nicht auf die menschliche Haut gehören und ggf. Infektionen auslösen können. Es entsteht deshalb bei gesunden Menschen keine Gefahr, wenn die residente Hautflora vorübergehend auf Türgriffen, Flächen oder dem Klodeckel zu finden ist, auch nicht für andere Haushaltsmitglieder. Genauso wenig besteht bei gesunden Menschen eine Gefahr, wenn die eigene residente Hautflora auf die Haut von Partnern bzw. Kindern übertragen wird. Wir dürfen uns also guten Gewissens mit engem Hautkontakt in die Arme nehmen, trösten bzw. lieben, ohne dass die residente Hautflora für den anderen eine Gefahr darstellt.

Ein weiteres Beispiel für die große Bedeutung der Normalflora im Haushalt wurde in 2018 von kanadischen Forschern beschrieben. Die Studie begleitete 3296 Kinder aus 3 kanadischen Städten seit der Schwangerschaft ihrer Mütter. Die Säuglinge hielten sich die meiste Zeit innerhalb der heimischen Wohnung auf. Die Bakterien, die sie dort über den Mund aufnahmen, beeinflussten die Zusammensetzung ihrer Darmflora. Die

Forscher konnten zeigen, dass sich die Darmflora der Säuglinge in Haushalten mit routinemäßigem Einsatz von Desinfektionsmitteln in den ersten 3 Lebensmonaten signifikant verändert hat. Wenn die Mütter sehr häufig Desinfektionsmittel eingesetzt hatten, stieg der Anteil der Lachnospiraceae in den Stuhlproben signifikant an. Gleichzeitig sank der Anteil der Gattung Haemophilus. Ein erhöhter Anteil von Lachnospiraceae weist nach Ansicht vieler Forscher auf eine Störung der Darmflora hin. Eine Ausbreitung von Lachnospiraceae wurde in anderen Studien mit einer Anfälligkeit gegenüber Ekzemen und einem Typ-1-Diabetes in Verbindung gebracht. Die Verwendung von umweltfreundlichen Reinigungsmitteln hatte dagegen günstige Auswirkungen auf die Darmflora. Es kam zu einem deutlichen Rückgang von Enterobacteriaceae. Eine weitere Folge der routinemäßigen Anwendung von Desinfektionsmitteln im Haushalt war ein signifikant erhöhtes Körpergewicht der Säuglinge [124]. In einer weiteren Studie wurde nachgewiesen, dass ganz allgemein auf Flächen, die regelmäßig desinfiziert werden, die Vielfalt des Mikrobioms signifikant niedriger ist und gleichzeitig die Vielfalt an Resistenzgenen signifikant zunimmt [87]. Ob die Eltern ihren Kindern tatsächlich einen gesundheitlichen Gefallen tun, wenn sie routinemäßig biozide Produkte zur Haushaltsreinigung verwenden, ist also mehr als fraglich.

3

Biozidprodukte und ihre Wirkstoffe

Inhaltsverzeichnis

In Drogerien, Apotheken und Supermarktketten kann man zahlreiche verschiedene Biozidprodukte für unterschiedliche Anwendungen finden. Betrachten wir zunächst die Produkte, die von international tätigen Konzernen angeboten werden.

Von Reckitt Benckiser werden unter den Markennamen Sagrotan sowie Cillit Bang zahlreiche Produkte mit einer beworbenen Wirksamkeit gegenüber Bakterien und teilweise

© Springer-Verlag GmbH Deutschland,
ein Teil von Springer Nature 2020
G. Kampf, *Hygiene-Reiniger im Haushalt,*
https://doi.org/10.1007/978-3-662-59726-2_3

anderen Mikroorganismen angeboten. Am häufigsten findet sich bei Sagrotan-Produkten Benzalkoniumchlorid als biozider Wirkstoff (15 Produkte), gefolgt von Säuren (7 Produkte), Ethanol (5 Produkte) sowie Didecyldimethylammoniumchlorid (DDAC; 2 Produkte). Wasserstoffperoxid, iso-Propanol, Natriumhypochlorit, Benzalkoniumsaccharinat, N-(3-Aminopropyl)-N-dodecylpropan-1,3-diamin sowie Cetylpyridinium Chloride finden sich jeweils in einem Produkt [113]. Cillit Bang-Produkte basieren vor allem auf Natriumhypochlorit (2 Produkte) oder Salzsäure (1 Produkt) [18]. Von Unilever stehen in Deutschland Produkte zur Reinigung unter der Marke Domestos zur Verfügung. Als biozide Wirkstoffe finden sich hier vor allem Natriumhypochlorit, Wasserstoffperoxid oder Salzsäure [28]. Von Colgate Palmolive werden unter dem Namen Danklorix verschiedene Biozidprodukte für den Haushalt vertrieben. Diese basieren auf dem Wirkstoff Natriumhypochlorit, in jeweils unterschiedlichen Konzentrationen [21].

Darüber hinaus bieten verschiedene Drogerie-Ketten Biozidprodukte unter Eigennamen an. In Biozidprodukten von Rossmann finden sich als biozide Wirkstoffe vor allem Ethanol, DDAC und iso-Propanol (je 3 Produkte), n-Propanol (2 Produkte) sowie Polihexanid, Benzalkoniumchlorid und Natriumhypochlorit (je 1 Produkt) [111]. Auch die Drogeriekette Budni verkauft in Deutschland verschiedene Biozidprodukte für den Haushalt. Als Wirkstoffe finden sich hier vor allem Alkohole, teilweise ergänzt um Benzalkoniumchlorid bzw. DDAC. Natriumhypochlorit wird in einem Produkt verwendet [9]. Die Drogeriekette dm vertreibt unter eigenem Namen „denkmit" ebenfalls verschiedene Biozidprodukte für den Haushalt. Hier werden ebenfalls vor allem Alkohole als biozide Wirkstoffe eingesetzt, teilweise ergänzt um Benzalkoniumchlorid. Natriumhypochlorit und DDAC werden in jeweils einem Produkt verwendet [22].

Zu den weiteren Anbietern zählen Lidl (W5), Hakle (Hakle), Bode Chemie (Sterillium Protect & Care), deltapronatura (Dr. Beckmann), districon (SOS Desinfektion) sowie Brauns-Heitmann (Impresan).

Nachfolgend werden einige typische Vertreter der verschiedenen Hygiene-Reiniger beschrieben. Die Zusammenstellung erhebt dabei keinen Anspruch auf Vollständigkeit. Die Angaben zur Wirksamkeit sowie zu den Inhaltsstoffen wurden vom Hersteller übernommen, entweder über die Homepage (Hersteller oder Händler) oder über die Information auf dem Produktetikett. Die Darstellung der Produkte erfolgt in alphabetischer Reihenfolge.

3.1 Reiniger und Reinigungstücher

In diesem Segment bieten die Hersteller Universal-Reiniger, Allzweck-Reiniger, Hygiene-Reiniger und Desinfektions-Reiniger an. Geben die ersten beiden Bezeichnungen keinen Hinweis auf eine antimikrobielle Wirkung, so lassen zumindest die Begriffe Hygiene-Reiniger und Desinfektions-Reiniger eine solche Wirkung erwarten. Die meisten Hersteller nutzen für diese Produktart Natriumhypochlorit oder Wasserstoffperoxid als bioziden Wirkstoff. Lediglich in den Produkten unter dem Namen Sagrotan finden sich Benzalkoniumchlorid bzw. Milchsäure als Wirkstoffe. Viele dieser Produkte werden mit einer antimikrobiellen Wirksamkeit von 99,9 % beschrieben (Tab. 3.1).

Gebrauchsfertige Tücher zur hygienischen Reinigung von Flächen werden von vielen Herstellern angeboten. Von diesen enthalten einige ausschließlich Alkohole als Wirkstoffe, andere enthalten zusätzlich nicht-flüchtige biozide Wirkstoffe wie Benzalkoniumchlorid, DDAC oder ein Amin. Insbesondere von Reckitt Benckiser wird die Mehrzahl der Tücher auf Basis von Benzalkoniumchlorid angeboten. Das Ausmaß der antimikrobiellen Wirkung ist bei manchen Produkten nicht beschrieben, bei anderen beträgt es 99,9 % oder 99,99 % (Tab. 3.2).

Tab. 3.1 Beispiele für allgemeine Haushaltsreiniger mit vom Hersteller ausgewiesener antimikrobieller Wirkung

Marke (Hersteller)	Produktart	Ausmaß der Wirkung gegen Bakterien (Etikett)	Biozide Wirkstoffe
Danklorix (Colgate Palmolive)	Hygiene-Reiniger mit Aktiv-Chlor	99,9 % (3 $\log_{10}$)	Natriumhypochlorit (2,8 %)
dm (dm)	Hygiene-Reiniger	99,99 % (4 $\log_{10}$)	Natriumhypochlorit (3,6 %)
Domestos (Unilever)	Hygiene-Reiniger	99,9 % (3 $\log_{10}$)	Natriumhypochlorit (4,5 %)
Domol (Rossmann)	Hygiene-Reiniger	99,9 % (3 $\log_{10}$)	Natriumhypochlorit (2,4 %)
Sagrotan (Reckitt Benckiser)	Desinfektionsreiniger	99,9 % (3 $\log_{10}$)	Milchsäure (3 %)
	Allzweckreiniger	99,9 % (3 $\log_{10}$)	Benzalkoniumchlorid (1,1856 %)
	Allzweckreiniger	99,9 % (3 $\log_{10}$)	Benzalkoniumchlorid (0,29 %)
	Gel Allzweck-Reiniger	99,9 % (3 $\log_{10}$)	Milchsäure (2 %)
W5 (Lidl)	Hygiene-Reiniger	99,99 % (4 $\log_{10}$)	Natriumhypochlorit (<5 %)

Tab. 3.2   Beispiele für hygienische Reinigungstücher mit vom Hersteller ausgewiesener antimikrobieller Wirkung

Marke (Hersteller)	Produktart	Ausmaß der Wirkung gegen Bakterien (Etikett)	Biozide Wirkstoffe
dm (dm)	Hygiene Reinigungstücher	99,99 % (4 $\log_{10}$)	Ethanol (0,34 g)[a] Iso-Propanol (0,045 g)[a] Benzalkoniumchlorid (0,013 g)[a]
Domol (Rossmann)	Hygiene-Tücher Hygiene-Reinigungstücher	99,9 % (3 $\log_{10}$) Nicht beschrieben	Ethanol (45 %) DDAC (0,47 %) Polihexanid (0,43 %) Benzalkoniumchlorid C8-18 (0,16 %)
	Hygiene-Tücher	Nicht beschrieben	Ethanol (22 %) Iso-Propanol (21 %) n-Propanol (8 %)
Impresan (Brauns-Heitmann) Sagrotan (Reckitt Benckiser)	Hygienetücher Hygiene-Reinigungstücher	99,9 % (3 $\log_{10}$) 99,9 % (3 $\log_{10}$)	Ethanol (45 %) Benzalkoniumchlorid (0,52 %)
	Allzweck-Reinigungstücher	99,9 % (3 $\log_{10}$)	Benzalkoniumchlorid (0,52 %)
	Feuchte Tücher	99,9 % (3 $\log_{10}$)	Ethanol (1,2 g)[a]

[a]Menge pro Tuch

3.2   WC- und Bad-Reiniger

Zur desinfizierenden Reinigung des WCs bieten zahlreiche Hersteller Produkte an, die mehrheitlich auf Basis von Natriumhypochlorit oder Salzsäure basieren. Lediglich vereinzelt findet man Rezepturen, die Wasserstoffperoxid oder Benzalkoniumchlorid als Wirkstoffe enthalten. Das Ausmaß der antimikrobiellen Wirkung wird für die meisten Produkte mit 99,9 % beschrieben (Tab. 3.3).

Darüber hinaus werden vorgetränkte Tücher zur Reinigung des WCs angeboten. Diese basieren vorwiegend auf Alkoholen, häufig in Kombination mit Benzalkoniumchlorid oder DDAC (Tab. 3.4).

Tab. 3.3 Beispiele für WC-Reiniger mit vom Hersteller ausgewiesener antimikrobieller Wirkung

Marke (Hersteller)	Produktart	Ausmaß der Wirkung gegen Bakterien (Etikett)	Biozide Wirkstoffe
Budni (Budni)	Power WC Reiniger Chlor	99,99 % (4 $\log_{10}$)	Natriumhypochlorit (2,249 %)
Cillit Bang (Reckitt Benckiser)	WC Power Gel	99,9 % (3 $\log_{10}$)	Salzsäure (9 %)
	WC Power Gel	99,9 % (3 $\log_{10}$)	Natriumhypochlorit (1 %) <5 % Bleichmittel auf Chlorbasis
Danklorix (Colgate Palmolive)	Hygiene-WC Kraftgel	99,9 % (3 $\log_{10}$)	Natriumhypochlorit (1 %)
Domestos (Unilever)	WC Gel	99,9 % (3 $\log_{10}$)	Wasserstoffperoxid (2 %)
Sagrotan (Reckitt Benckiser)	WC-Reiniger	99,9 % (3 $\log_{10}$)	Salzsäure (9 %)
	WC-Reiniger	99,9 % (3 $\log_{10}$)	Benzalkoniumchlorid (0,29 %)

Tab. 3.4 Beispiele für WC-Reinigungstücher mit vom Hersteller ausgewiesener antimikrobieller Wirkung

Marke (Hersteller)	Produktart	Ausmaß der Wirkung gegen Bakterien (Etikett)	Biozide Wirkstoffe
Budni (Budni)	Feuchte WC Reinigungstücher	99,99 % (4 $\log_{10}$)	Ethanol (0,42 g)[a] Benzalkoniumchlorid (0,017 g)[a]
Domol (Rossmann)	Feuchte WC Reinigungstücher	Nicht beschrieben	Ethanol (9,8 %) DDAC (0,6 %) Iso-Propanol (0,56 %)
Hakle (Hakle)	WC-Reinigungstücher zur Desinfektion	99,99 % (4 $\log_{10}$)	Ethanol (7,68 %) Iso-Propanol (1 %) Benzalkoniumchlorid (0,3 %)
Sagrotan (Reckitt Benckiser)	WC-Reinigungstücher	99,9 % (3 $\log_{10}$)	Benzalkoniumchlorid (0,39 %)

[a]Menge pro Tuch

Tab. 3.5 Beispiele für Bad-Reiniger mit vom Hersteller ausgewiesener antimikrobieller Wirkung

Marke (Hersteller)	Produktart	Ausmaß der Wirkung gegen Bakterien (Etikett)	Biozide Wirkstoffe
Danklorix (Colgate Palmolive)	Bad-Reiniger mit Aktiv-Chlor	99,9 % (3 $\log_{10}$)	Natriumhypochlorit (1 %)
Impresan (Brauns-Heitmann)	Hygiene Bad-Reiniger	99,9 % (3 $\log_{10}$)	DDAC (0,16 %)
Sagrotan (Reckitt Benckiser)	Bad-Reiniger	99,9 % (3 $\log_{10}$)	Ameisensäure (1,53 %)
	Gel Bad-Reiniger	99,9 % (3 $\log_{10}$)	Milchsäure (2 %)

Für die „hygienische Sauberkeit im Bad" stehen verschiedene Biozidprodukte zur Verfügung. Diese beinhalten Wirkstoffe wie Natriumhypochlorit, DDAC, Ameisensäure oder Milchsäure. Das Ausmaß ihrer antimikrobiellen Wirkung wird mit 99,9 % beschrieben (Tab. 3.5).

3.3 Küchen- und Spülmaschinen-Reiniger

Für die Küche und die Spülmaschine gibt es verschiedene antimikrobiell wirksame Reiniger. Als Wirkstoffe werden unter anderem Natriumhypochlorit, Amine bzw. Wasserstoffperoxid, Perssigsäure und Benzalkoniumchlorid eingesetzt. Das Ausmaß der Wirksamkeit wird durchgängig mit 99,9 % angegeben (Tab. 3.6).

3.4 Waschmaschinen-Reiniger und Wäschespüler

Bei Waschmaschinen-Reinigern fanden sich Produkte von zwei Herstellern, die diese Produkte entweder auf Basis von Peressigsäure oder auf Basis von Milchsäure, Benzalkoniumchlorid und einem Amin formuliert haben. Das Ausmaß der Wirksamkeit wird mit 99,9 % angegeben (Tab. 3.7).

Produkte zur antimikrobiellen Wäschespülung basieren mehrheitlich auf DDAC, überraschenderweise meist sogar mit der gleichen Wirkstoffkonzentration. Lediglich ein Produkt fand sich, dass zusätzlich Benzalkoniumchlorid enthielt. Die antimikrobielle Wirksamkeit der Produkte beträgt meist 99,9 % (Tab. 3.8).

Tab. 3.6 Beispiele für Küchen- und Spülmaschinen-Reiniger mit vom Hersteller ausgewiesener antimikrobieller Wirkung

Marke (Hersteller)	Produktart	Ausmaß der Wirkung gegen Bakterien (Etikett)	Biozide Wirkstoffe
Danklorix (Colgate Palmolive)	Küchen-Reiniger mit Aktiv-Chlor	99,9 % (3 $\log_{10}$)	Natriumhypochlorit (1 %)
dm (dm)	Küchenhygiene-Reiniger	99,9 % (3 $\log_{10}$)	Amine (0,299 %)
Dr. Beckmanns (deltapronatura)	Spülmaschinen-Hygienereiniger	99,9 % (3 $\log_{10}$)	Peressigsäure (unbekannte Konzentration), entsteht aus TAED (1 %) und Natriumpercarbonat (24 %)
Sagrotan (Reckitt Benckiser)	Küchenreiniger	99,9 % (3 $\log_{10}$)	Wasserstoffperoxid (1,05 %) Benzalkoniumchlorid (0,125 %) Bleichmittel auf Sauerstoffbasis (< 5 %)

Tab. 3.7 Beispiele für Waschmaschinen-Reiniger mit vom Hersteller ausgewiesener antimikrobieller Wirkung

Marke (Hersteller)	Produktart	Ausmaß der Wirkung gegen Bakterien (Etikett)	Biozide Wirkstoffe
Dr. Beckmanns (deltapronatura)	Waschmaschinen-Hygienereiniger	99,9 % (3 $\log_{10}$)	Peressigsäure (0,5 %), entsteht aus TAED (3 %) und Natriumpercarbonat (19,5 %)
Sagrotan (Reckitt Benckiser)	Waschmaschinen-Hygienereiniger	99,9 % (3 $\log_{10}$)	Milchsäure (9,99 %) Benzalkoniumchlorid (2,25 %) N-(3-Aminopropyl)-N-dodecylpropan-1,3-diamin (0,13 %)

Tab. 3.8 Beispiele für Wäsche-Hygienespüler mit vom Hersteller ausgewiesener antimikrobieller Wirkung

Marke (Hersteller)	Produktart	Ausmaß der Wirkung gegen Bakterien (Etikett)	Biozide Wirkstoffe
Budni (Budni)	Hygienespüler Wäschedesinfektion	99,99 % (4 $\log_{10}$)	DDAC (2,49 %)
dm (dm)	Hygiene-Spüler Wäschedesinfektion	99,9 % (3 $\log_{10}$)	DDAC (2,49 %)
Domol (Rossmann)	Hygiene-Spüler	Nicht beschrieben	DDAC (2,49 %)
Impresan (Brauns-Heitmann)	Hygiene-Spüler	99,9 % (3 $\log_{10}$)	DDAC (2,49 %)
Sagrotan (Reckitt Benckiser)	Wäsche-Hygienespüler	99,9 % (3 $\log_{10}$)	DDAC (1,44 %) Benzalkoniumchlorid (0,96 %)

3.5   Flächendesinfektionsmittel (Sprays und Tücher)

Zur Desinfektion unbelebter Flächen findet man Sprays bzw. Tücher. Sprays basieren meist auf Alkoholen mit einem Gesamtgehalt zwischen 30 % und 73 %, enthalten teilweise jedoch weitere biozide Wirkstoffe wie ein Amin oder Benzalkoniumsaccharinate. Lediglich ein Spray enthielt ausschließlich Benzalkoniumchlorid für die biozide Wirksamkeit. Die meisten dieser Produkte sollen die Bakterienzahl um 99,9 % oder 99,99 % reduzieren. Überraschenderweise gibt es drei Hygiene-Sprays mit den gleichen Wirkstoffen in der gleichen Konzentration, aber von unterschiedlichen Herstellern (Budni, dm und Brauns-Heitmann) und mit unterschiedlich starker Wirksamkeit (Tab. 3.9).

Vorgetränkte Tücher zur Flächendesinfektion sind von einigen Herstellern erhältlich. Diese basieren oft auf Alkoholen, ggf. in Kombination mit Chlorhexidindigluconat bzw. einem Amin (Tab. 3.10).

3.6   Händedesinfektionsmittel

Zur Desinfektion der Hände stehen Lösungen, Gele und Tücher zur Verfügung. Beispiele für Lösungen und Gele finden sich in Tab. 3.11. Die Wirkstoffgrundlage ist in der Regel Ethanol bzw. iso-Propanol zwischen 63 % und 85 %. Ihre Wirksamkeit wird mit 99,9 % oder 99,99 % angegeben.

Darüber hinaus gibt es getränkte Tücher zur Desinfektion der Hände. Diese basieren teilweise auf Alkoholen mit bzw. ohne weitere nicht-flüchtige biozide Wirkstoffe, teilweise aber auch nur auf nicht-flüchtigen bioziden Wirkstoffen wie Benzalkoniumchlorid bzw. Cetylpyridinium Chloride. Den Tüchern auf Basis von Alkoholen wird eine Wirksamkeit von 99,99 % zugeschrieben, den anderen Tüchern hingegen eine geringere Wirksamkeit (Tab. 3.12).

Tab. 3.9 Beispiele für Sprays zur Flächendesinfektion mit vom Hersteller ausgewiesener antimikrobieller Wirkung

Marke (Hersteller)	Produktart	Ausmaß der Wirkung gegen Bakterien (Etikett)	Biozide Wirkstoffe
Budni (Budni)	Hygiene Pumpspray	99,99 % (4 $\log_{10}$)	Ethanol (40 %) Iso-Propanol (19 %)
dm (dm)	Hygiene-Spray Desinfektion	99,9 % (3 $\log_{10}$)	Ethanol (40 %) Iso-Propanol (19 %)
	Hygiene-Spray	99,9 % (3 $\log_{10}$)	Ethanol (73 %)
Domol (Rossmann)	Hygiene-Spray	Nicht beschrieben	Ethanol (22 %) Iso-Propanol (21 %) n-Propanol (8 %)
Impresan (Brauns-Heitmann)	Hygiene-Spray	99,9 % (3 $\log_{10}$)	Ethanol (40 %) Iso-Propanol (19 %)
Sagrotan (Reckitt Benckiser)	Hygiene-Spray Aerosol zum Schutz der Familie vor Keimen	99,9 % (3 $\log_{10}$)	Ethanol (58 %) Benzalkoniumsaccharinate (0,1 %)
	Hygiene-Spray zum Schutz der Familie vor Krankheiten	99,9 % (3 $\log_{10}$)	Ethanol (20 %) Iso-Propanol (19 %)
SOS Desinfektion (Districon)	Desinfektionsspray für Flächen und Hände	99,99 % (4 $\log_{10}$)	Ethanol (45 %)
Sterillium Protect & Care (Bode Chemie)	Desinfektionsspray für Flächen	99,99 % (4 $\log_{10}$)	Ethanol (14 %) Iso-Propanol (10 %) n-Propanol (6 %) N-Alkylaminopropylglycin (0,5 %)
W5 (Lidl)	Hygiene-Spray	99,9 % (3 $\log_{10}$)	Benzalkoniumchlorid (2,45 %)

Tab. 3.10 Beispiele für vorgetränkte Tücher zur Flächendesinfektion mit vom Hersteller ausgewiesener antimikrobieller Wirkung

Marke (Hersteller)	Produktart	Ausmaß der Wirkung gegen Bakterien (Etikett)	Biozide Wirkstoffe
Hakle (Hakle)	Hygienetücher zur Desinfektion	99,99 % (4 $\log_{10}$)	Ethanol (19,2 %) Chlorhexidindigluconat (0,498 %)
SOS Desinfektion (Districon)	Desinfektionstücher Smartphone	99,99 % (4 $\log_{10}$)	Ethanol (45 %)
Sterillium Protect & Care (Bode Chemie)	Desinfektionstücher für Flächen	99,99 % (4 $\log_{10}$)	Ethanol (14 %) Iso-Propanol (10 %) n-Propanol (6 %) N-Alkylaminopropylglycin (0,5 %)

Tab. 3.11 Beispiele für Lösungen oder Gele zur Desinfektion der Hände mit vom Hersteller ausgewiesener antimikrobieller Wirkung

Marke (Hersteller)	Produktart	Ausmaß der Wirkung gegen Bakterien (Etikett)	Biozide Wirkstoffe
Impresan (Brauns-Heitmann)	Händedesinfektion	99,9 % (3 $\log_{10}$)	Iso-Propanol (63,14 %)
	Händedesinfektionsgel	99,9 % (3 $\log_{10}$)	Ethanol (40 %) Iso-Propanol (19 %)
Sagrotan (Reckitt Benckiser)	Desinfektion Handgel	99,9 % (3 $\log_{10}$)	Ethanol (63 %)
SOS Desinfektion (Districon)	Desinfektion Hand-Gel	99,99 % (4 $\log_{10}$)	Ethanol (63 %)
	Händedesinfektion flüssig	99,99 % (4 $\log_{10}$)	Ethanol (65 %)
Sterillium Protect & Care (Bode Chemie)	Desinfektionsgel für Hände	99,99 % (4 $\log_{10}$)	Ethanol (85 %)

Tab. 3.12 Beispiele für getränkte Tücher zur Desinfektion der Hände mit vom Hersteller ausgewiesener antimikrobieller Wirkung

Marke (Hersteller)	Produktart	Ausmaß der Wirkung gegen Bakterien (Etikett)	Biozide Wirkstoffe
Sagrotan (Reckitt Benckiser)	Desinfektionstücher für Hände und Oberflächen	99,9 % (3 $\log_{10}$)	Benzalkoniumchlorid (0,5 % bzw. 0,52 %)
	Hygiene-Tücher für gepflegte Hände	„antibakteriell"	Cetylpyridinium Chloride[a]
SOS Desinfektion (Districon)	Desinfektionstücher für Hände, Haut und Flächen	99,99 % (4 $\log_{10}$)	Ethanol (45 %)
Sterillium Protect & Care (Bode Chemie)	Händedesinfektionstücher	99,99 % (4 $\log_{10}$)	Iso-Propanol (1341 mg)[b] n-Propanol (894 mg)[b] Mecetroniumetilsulfate (5,96 mg)[b]

[a]keine Angabe der Konzentration
[b]Angabe pro Tuch

Tab. 3.13 Beispiele für Biozidprodukte gegen Schimmel mit vom Hersteller ausgewiesener antimikrobieller Wirkung

Marke (Hersteller)	Produktart	Ausmaß der Wirkung gegen Schimmelpilze (Etikett)	Biozide Wirkstoffe
Cillit Bang (Reckitt Benckiser)	Kraftreiniger Schwarzer/ Weisser Schimmel & Hygiene	99,9 % (3 $\log_{10}$)	Natriumhypochlorit (1 %)
dm (dm)	Schimmelentferner	99,9 % (3 $\log_{10}$)	Natriumhypochlorit (2,6 %)
Domestos (Unilever)	Bad Aktiv Anti-Schimmel	Nicht beschrieben	Natriumhypochlorit (0,52 %)
Domol (Rossmann)	Schimmel-Stopp	Nicht beschrieben	Natriumhypochlorit (3 %)
Sagrotan (Reckitt Benckiser)	Schimmel-Frei	99,9 % (3 $\log_{10}$)	Natriumhypochlorit (1 %)

3.7   Produkte gegen Schimmel

Verschiedene Biozidprodukte sind mit dem Hinweis „gegen Schimmel" versehen und werden als Schimmelentferner, Anti-Schimmel, Schimmel-Stop bzw. Schimmel-Frei bezeichnet. Sie basieren mehrheitlich auf dem Wirkstoff Natriumhypochlorit in unterschiedlichen Konzentrationen. Das Ausmaß der Schimmelpilzreduktion soll 99,9 % betragen (Tab. 3.13).

4

Bewertung der Wirksamkeit biozider Produkte

Inhaltsverzeichnis

Das Ausmaß der Wirksamkeit lässt sich grundsätzlich in zwei Bereiche einteilen, die im Wesentlichen von der Konzentration der bioziden Wirkstoffen bzw. Biozidprodukte abhängen: eine mikrobiozide und mikrobiostatische Wirkung. Diese Bereiche sind beispielhaft für einen Alkohol wie Ethanol und einem Beispielbakterium dargestellt (Abb. 4.1).

Im Bereich höherer Konzentrationen eines Wirkstoffs werden die Zielmikroorganismen in einem bestimmten Ausmaß abgetötet (z. B. um 99,9 %), es handelt sich also

© Springer-Verlag GmbH Deutschland,
ein Teil von Springer Nature 2020
G. Kampf, *Hygiene-Reiniger im Haushalt,*
https://doi.org/10.1007/978-3-662-59726-2_4

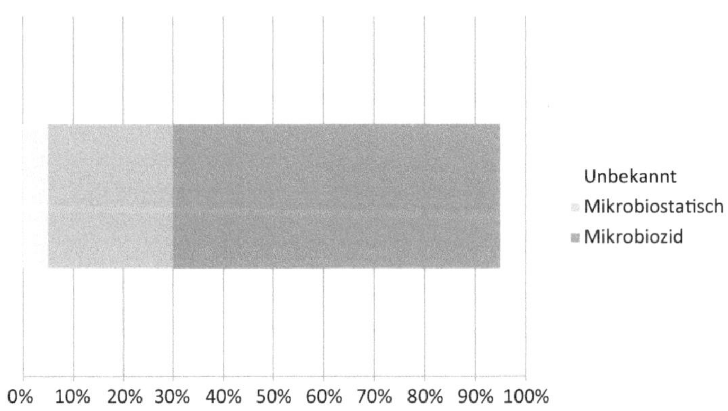

Abb. 4.1 Beispielhafte Darstellung vom Ausmaß der antimikrobiellen Wirksamkeit eines Alkohols wie Ethanol in Abhängigkeit von seiner Konzentration an einem Beispielbakterium

um einen mikrobioziden Effekt. Diese Art Wirksamkeit wird bei der Desinfektion erzielt, im dargestellten Beispiel in einer Konzentration zwischen 30 % und 95 %.

Wenn die Konzentration nicht mehr hoch genug ist, um die Mikroorganismen abzutöten, wird meist noch die Vermehrung der Mikroorganismen gehemmt, also eine mikrobiostatische Wirkung. Die Zellzahl nimmt also nicht mehr ab, sie nimmt aber auch nicht weiter zu. Man kennt diese Wirkung von der Konservierung von Kosmetika und Arzneimitteln, bei denen das Produkt nicht verderben soll, z. B. durch den Eintrag bestimmter Mikroorganismen wie Pilzen. In Abb. 4.1 ist das der Konzentrationsbereich zwischen 5 % und 30 %. Die niedrigste Konzentration eines Wirkstoffs, mit dem die Vermehrung der Bakterien zu hemmen ist, wird die „minimale Hemmkonzentration" (MHK) genannt. Dabei handelt es sich um eine international anerkannte Kenngröße der Empfindlichkeit von Bakterien und Pilzen gegenüber bioziden Wirkstoffen oder Antibiotika. Veränderungen dieser Empfindlichkeit von Isolaten im Sinne einer Toleranz oder sogar Resistenz werden in aller Regel anhand der MHK-Werte gemessen.

Schließlich gibt es noch die Konzentration unterhalb der mikrobiostatischen Wirkung, bei der Mikroorganismen weder in der Vermehrung gehemmt noch abgetötet werden, im Beispiel der Abbildung sind das Konzentrationen <5 %. Diesem Konzentrationsbereich mit oft unbekannter Wirkung auf die Mikroorganismen wurde bislang nur wenig Aufmerksamkeit gewidmet.

Bei Biozidprodukten, auch für den häuslichen Gebrauch, wird grundsätzlich nur der mikrobiozide Konzentrationsbereich im Sinne einer Desinfektion betrachtet. Die antimikrobielle Wirksamkeit hängt dabei von verschiedenen Faktoren ab. Dazu zählen der Mikroorganismus selbst, der verwendete Wirkstoff bzw. das Produkt als Formulierung, die Konzentration, die Menge und Art der zugefügten organischen Belastung sowie die Einwirkzeit. Die Mikroorganismen lassen sich in Gruppen einteilen. Am bekanntesten sind sicher die Bakterien. Innerhalb der Gesamtgruppe der Bakterien gibt es bestimmte Spezies, die in der Regel für den gesunden Menschen harmlos sind, unter bestimmten Voraussetzungen aber auch Infektionen auslösen können. Nehmen wir als Beispiel das Darmbakterium *Escherichia coli*. Jeder hat es im Darm, deshalb zählt die Spezies auch zur menscheneigenen Bakterienflora. Wenn diese Spezies jedoch beispielsweise in die Harnröhre gelangt, wie das teilweise bei Patienten mit einer Harnwegdrainage passiert, dann kann diese Spezies eine Harnweginfektion auslösen. Innerhalb dieser Bakterienspezies gibt es nun wiederum eine Vielzahl bestimmter Stämme, die genau typisiert wurden und die sich in verschiedenen Zellmerkmalen unterscheiden können. Und es gibt darüber hinaus zahlreiche Isolate, die bei Patienten mit Infektionen nachgewiesen wurden, ohne typisiert worden zu sein. So kann es durchaus sein, dass ein typisierter Stamm einer Spezies, mit der die Wirksamkeit eine Desinfektionsmittels untersucht wurde, eine andere Empfindlichkeit gegenüber dem selben bioziden

Wirkstoff bzw. dem Produkt aufweist als klinische Isolate oder andere Stämme. Man kann in der Folge von einer Toleranz sprechen, wenn das Isolat deutlich weniger empfindlich gegenüber dem Wirkstoff ist, als es aufgrund vorhandener Erkenntnisse erwarten lässt. Diese reduzierte Empfindlichkeit zeigt sich typischerweise darin, dass eine höhere Konzentration des Wirkstoffs oder eine längere Einwirkzeit erforderlich sind, um das gleiche Maß der bakteriziden Wirkung zu erzielen (z. B. 99,9 %). Wenn die gewünschte mikrobiozide Wirkung nicht mehr erreicht wird, spricht man sogar von einer Resistenz, weil dann das Desinfektionsmittel die erwartete Wirkung von beispielsweise 5 $\log_{10}$-Stufen in der vorgesehenen Einwirkzeit nicht mehr erreicht und damit die ausgewiesene Desinfektionswirkung verfehlt wird [112].

4.1   Prozentzahlen und $\log_{10}$-Reduktionen

Häufig findet sich auf dem Etikett an prominenter Stelle der Hinweis „entfernt 99,9 % der Bakterien". Das Ausmaß der Reduktion dieser Zellzahl kann als Prozentsatz oder in $\log_{10}$-Stufen dargestellt werden (Tab. 4.1).

Ob es sich hier jedoch tatsächlich um eine „Entfernung" handelt, darf angezweifelt werden. Der Gebrauch

Tab. 4.1 Ausmaß der bakteriziden Wirkung chemischer Desinfektionsverfahren

Von 1.000.000.000 Bakterienzellen haben überlebt	$\log_{10}$-Reduktion	Prozent Reduktion (%)
1.000.000	3	99,9
100.000	4	99,99
10.000	5	99,999

von Wischtüchern oder Flächenreinigern wird sicherlich in gewissem Umfang sowohl Schmutzpartikel als auch Mikroorganismen von der behandelten Fläche entfernen. Doch wie soll ein Gel für Hände Bakterien von der Haut „entfernen", das auf die trockene Haut aufgetragen wird, anschließend verteilt wird und dort verbleibt? Die Bakterien werden noch immer auf der Haut sein, jedoch fast nur noch als Leichen. Deshalb wird seitens der Hersteller für diese „Bakterien entfernenden" Produkte ziemlich sicher eine für die Bakterien tödliche Wirkung beschrieben („bakterizide Wirkung"), die durch biozide Wirkstoffe erreicht werden kann. Gehen wir also bis auf weiteres davon aus, dass damit für die Mehrzahl dieser Produkte eine abtötende antimikrobielle Wirkung beschrieben wird.

4.2 Wirksamkeitsbestimmung in Suspensionsversuchen

Üblicherweise wird das Ausmaß der abtötenden antimikrobiellen Wirksamkeit von bioziden Wirkstoffen oder Produkten in Suspensionsversuchen beschrieben. Dazu werden beispielsweise bestimmte Prüfbakterien in sehr hoher Anzahl von ca. 1.000.000.000 Zellen pro ml (10^9/ml) mit dem Desinfektionsmittel in einer Suspension vermischt. Während dieser Kontaktzeit kann nun das Desinfektionsmittel einen Teil dieser Bakterien abtöten. Nach Abschluss der Einwirkzeit wird ein bestimmtes Volumen des Bakterien-Desinfektionsmittelgemisches in eine Neutralisationslösung überführt. Diese Lösung stellt sicher, dass die antimikrobielle Wirkung sofort neutralisiert wird. Während der weiteren Verarbeitung der Proben sollte demnach keine über die Einwirkzeit hinaus vorhandene antimikrobielle Wirkung vorhanden sein. Wenn diese Neutralisation nicht erfolgt oder nur unzureichend erfolgt, dann können bestimmte Wirkstoffe während der Verarbeitung und Bebrütung der Proben weiter gegenüber den Bakterien wirken, die Zellzahl sinkt auch nach der Einwirkzeit weiter, und das Ergebnis ist für den Hersteller günstig verfälscht. Die Wirksamkeit kann in diesem Fall um bis zu 2 $\log_{10}$-Stufen überschätzt werden, das Ergebnis ist als „falsch positiv" zu werten [67]. Von dem neutralisierten Bakterien-Desinfektionsmittelgemisch wird eine Verdünnungsreihe angelegt, aus der definierte Volumina auf einem festen Nährmedium mit einem Spatel verteilt werden. Diese Agarplatten werden bis zu 48 h bebrütet. Überlebende Bakterien bilden auf dem Agar sichtbare Kolonien, die ausgezählt und der Verdünnungsstufe zugeordnet werden. So kann berechnet werden, wie viele der eingebrachten Bakterien pro ml (Vorwert) die Behandlung mit dem Desinfektionsmittel überlebt haben (Nachwert).

Auf vergleichbare Weise lässt sich die Wirksamkeit gegenüber Viren und Pilzen einschließlich Schimmelpilzen in Suspensionsversuchen messen. Bei Viren besteht die Besonderheit, dass diese nicht über Oberflächenkulturen, sondern nur in Zellkulturverfahren vermehrt werden können (Infektiositätstest). In diesem Fall werden Zellen einer Zellkultur mit Viren infiziert, die unter dem Mikroskop wegen ihrer veränderten Form als solche erkannt werden können. Das Zellkulturverfahren macht diese Versuche etwas aufwendiger. Das Ausmaß der Wirkung gegenüber dem ausgewählten Prüfvirus lässt sich jedoch auf vergleichbare Weise quantifizieren. Eine Übersicht zum Spektrum der Wirksamkeit, den Prüfstämmen aus Suspensionsversuchen sowie der europäischen Normen und Anforderungen für die Hände- und Flächendesinfektion in der Humanmedizin bzw. im Bereich Lebensmittel, Industrie, Haushalt und öffentliche Einrichtungen findet sich in Tab. 4.2.

Tab. 4.2 Spektrum der antimikrobiellen Wirksamkeit auf Basis europäischer Normen für Desinfektionsmittel im Bereich Humanmedizin (1) bzw. im Bereich Lebensmittel, Industrie, Haushalt und öffentliche Einrichtungen [31]

Wirksam gegen	Fachbegriff	Prüfstämme	Prüfnormen	Anforderungen
Bakterien	Bakterizid	*Escherichia coli*	EN 13727 (1)	$\geq 5 \log_{10}$[a]
		Pseudomonas aeruginosa		$\geq 3 \log_{10}$[b]
		Staphylococcus aureus	EN 1276 (2)	$\geq 5 \log_{10}$[a]
		Enterococcus hirae		
Hefepilze	Levurozid	*Candida albicans*	EN 13624 (1)	$\geq 4 \log_{10}$[a]
				$\geq 2 \log_{10}$[b]
			EN 1650 (2)	$\geq 4 \log_{10}$[a]
Alle Pilze[c]	Fungizid	*Candida albicans*	EN 13624 (1)	$\geq 4 \log_{10}$[a]
		Aspergillus brasiliensis		$\geq 2 \log_{10}$[b]
			EN 1650 (2)	$\geq 4 \log_{10}$[a]
Behüllte Viren	Begrenzt viruzid	Modifiziertes Vacciniavirus	EN 14476 (1)	$\geq 4 \log_{10}$
Behüllte Viren plus Norovirus, Adenovirus und Rotavirus	Begrenzt viruzid PLUS	Murines Norovirus Adenovirus Typ 5	EN 14476 (1)	$\geq 4 \log_{10}$

(Fortsetzung)

Tab. 4.2 (Fortsetzung)

Wirksam gegen	Fachbegriff	Prüfstämme	Prüfnormen	Anforderungen
Alle Viren[c]	Viruzid	Murines Norovirus Adenovirus Typ 5 Poliovirus Typ 1	EN 14476 (1)	$\geq 4\ \log_{10}$
		Bakteriophage P001 Bakteriophage P008	EN 13610 (2)	$\geq 4\ \log_{10}$

[a]Produkte zur Händedesinfektion bzw. Flächendesinfektion
[b]antimikrobielle Waschlotionen
[c]mit humanmedizinischer Bedeutung

Die Wirksamkeit chemischer Desinfektionsverfahren gegenüber Viren hängt sehr von der Anwesenheit bzw. Abwesenheit einer Virushülle ab. Wenn das Virus behüllt ist, lässt es sich wesentlich einfacher mit bioziden Wirkstoffen inaktivieren. Zu den wichtigsten behüllten Viren, die beim Menschen Infektionen auslösen können, zählen die über das Blut übertragenen Viren wie das HIV, das Hepatitis-B-Virus (HBV) sowie das Hepatitis-C-Virus (HCV). Außerdem finden sich hier viele der über die Atemwege übertragenen Viren wie die Grippeviren (Influenzaviren und Parainfluenzaviren), die Coronaviren bzw. die RS-Viren (engl.: „respiratory syncytial virus"). Unbehüllte Viren hingegen sind teilweise nur sehr schwer zu inaktivieren. Das recht bekannte Norovirus zählt als typischer Erreger vom saisonalen Brechdurchfall zu den unbehüllten Viren, wie auch das Adenovirus, das eine Bindehautinfektion am Auge bzw. Atemweginfektionen auslösen kann. Die große Mehrzahl der anderen unbehüllten Viren spielt im häuslichen Umfeld kaum eine Rolle.

4.3 Wirksamkeitsbestimmung auf Händen

In praxisnahen Versuchen kann das Ausmaß der antimikrobiellen Wirkung an künstlich kontaminierten Händen bestimmt werden. Am bekanntesten ist die Europäische Norm 1500. Dieser Versuch wird mit einem typischen Laborstamm durchgeführt, dem Darmbakterium *Escherichia coli*. Eine ausreichend große Zahl an Probanden (z. B. 20) tauchen dazu ihre Hände in eine Bakteriensuspension mit einer sehr hohen Bakterienzahl ein und lassen anschließend die Hände trocknen. Zur Bestimmung der Zellzahl an den Fingerkuppen vor der Anwendung des Desinfektionsmittels werden diese in einer Petrischale mit Nährlösung 1 min lang ausgeknetet (Vorwert). Nun wendet die eine Hälfte der Probanden einen Referenzalkohol (60 % iso-Propanol) über eine Minute an, der in ausreichender Menge auf beiden Händen gleichmäßig verrieben wird. Die andere Hälfte der Probanden verwendet das zu prüfende Händedesinfektionsmittel bzw. -gel. Dabei werden das vom Hersteller angegebene Volumen und die Einwirkzeit in der Prüfung verwendet, meist sind es 3 ml über 30 s. Nach der Behandlung werden die Fingerkuppen wieder 1 min lang in einer Petrischale mit Nährlösung ausgeknetet (Nachwert), die jedoch diesmal mit für die bioziden Wirkstoffe geeigneten Neutralisierungssubstanzen versetzt ist, um jede antimikrobielle Restwirkung während der Verarbeitung der Proben zu verhindern. Von den Nährlösungen für die Vor- und Nachwerte werden Verdünnungsreihen angelegt, aus der danach definierte Volumina auf einem festen Nährmedium mit einem Spatel gleichmäßig verteilt werden. Diese Agarplatten werden 48 h bebrütet. Überlebende Bakterien bilden auf dem Agar sichtbare Kolonien, die ausgezählt und der Verdünnungsstufe zugeordnet werden. So kann für beide Verfahren (Referenzverfahren bzw. Desinfektionsmittel) berechnet werden, wie viele der auf die Hände gebrachten Bakterien (Vorwert) die Behandlung überlebt haben (Nachwert). Das Ausmaß der Reduktion dieser Zellzahl wird schließlich in $\log_{10}$-Stufen dargestellt. Die Wirksamkeit des Desinfektionsmittels darf dabei im Mittel der des Referenzverfahrens statistisch nicht unterlegen sein.

Durch das Referenzverfahren lässt sich im Durchschnitt die Zahl an *Escherichia coli* Bakterien auf den Händen um 4,6 $\log_{10}$-Stufen reduzieren [65]. Wenn von einer Ausgangskeimzahl von 2.500.000 Bakterienzellen ausgegangen wird, die man üblicherweise nach der künstlichen Kontamination der Hände nach EN 1500 wiederfindet, so wird diese Zahl auf durchschnittlich 60 Bakterienzellen reduziert. Einerseits zeigt sich hier, dass eine sehr starke Reduktion der mikrobiellen Last durch die Händedesinfektion erfolgt. Diese wird zu Recht bei der Versorgung von Patienten zu ihrem Schutz gefordert. Andererseits wird jedoch auch klar, dass einige wenige der Bakterienzellen nicht abgetötet werden und auf den Händen verbleiben, jedoch nur in geringer Zellzahl.

Bei der Bestimmung der Wirksamkeit auf Händen wird also ebenfalls eine $\log_{10}$-Reduktion bestimmt. Hierbei zählt nicht die absolute Reduktion (z. B. ≥ 5 $\log_{10}$-Stufen), sondern die im Vergleich zu einem Standardverfahren gemessene relative Reduktion.

4.4 Wirksamkeitsbestimmung auf Flächen

Die mikrobiozide Wirkung zur Flächendesinfektion im Wischverfahren lässt sich auf unbelebten Flächen ebenfalls unter praxisnahen Bedingungen prüfen. Dazu wurde eine europäische Prüfmethode entwickelt, der sogenannte 4-Felder-Test (EN 16615). Auf einem Testfeld werden die Prüforganismen (Bakterien oder *Candida albicans*) in hoher Zellzahl aufgebracht und trocknen gelassen. Anschließend wird in einem standardisierten Wischverfahren mit einem Desinfektionsmittel-getränkten Tuch diese kontaminierte Fläche desinfiziert. Beim Wischen werden im Verlauf 3 weitere Prüffelder behandelt, auf die keine künstliche Kontamination aufgebracht wurde. Von allen 4 Prüffeldern wird nach der Desinfektion mit einem Tupfer die Fläche über 1 min gerieben, um überlebende Zellen aufzusammeln. Der Tupfer wird sogleich in eine

Bouillon überführt, die geeignete Neutralisationsmittel enthält, um jede Restwirkung der Wirkstoffe unmittelbar zu beenden. Auf dem kontaminierten Testfeld 1 wird die mikrobiozide Wirkung bestimmt, dazu muss durch das Desinfektionsverfahren mindestens eine $\log_{10}$-Reduktion von 4 nachgewiesen werden. Auf den nicht-kontaminierten Feldern 2–4 wird die mögliche Verteilung der künstlichen Kontamination des Prüffeldes 1 durch das Wischen gemessen. Hier darf nur eine maximale Zellzahl von 50 pro 25 cm^2 nachweisbar sein.

Der 4-Felder-Test erlaubt die Bestimmung der bakteriziden bzw. levuroziden Wirkung. Die Anforderung an die Wirksamkeit ist für das Testfeld 1 eine absolute Anforderung ($\geq 4 \log_{10}$-Reduktion).

5

Biozide Wirkstoffe und mögliche Nebeneffekte

Inhaltsverzeichnis

© Springer-Verlag GmbH Deutschland,
ein Teil von Springer Nature 2020
G. Kampf, *Hygiene-Reiniger im Haushalt*,
https://doi.org/10.1007/978-3-662-59726-2_5

Insgesamt finden sich bestimmte biozide Wirkstoffe immer wieder in Biozidprodukten, die von verschiedenen Herstellern für den häuslichen Bereich angeboten werden. Nachfolgend wird eine Auswahl von Wirkstoffen näher betrachtet, die überproportional häufig von den Herstellern eingesetzt werden.

5.1   Benzalkoniumchlorid

5.1.1 Charakterisierung des Wirkstoffs

Benzalkoniumchlorid gehört zu der Gruppe der quartären Ammoniumverbindungen. Hierbei handelt es sich um organische Ammoniumverbindungen, bei denen alle vier Valenzen eines zentralen Stickstoffatoms organisch gebunden sind. Der bekannteste Vertreter dieser Wirkstoffgruppe ist das Benzalkoniumchlorid, das auch im Gesundheitswesen, der Veterinärmedizin sowie der Lebensmittelherstellung und -verarbeitung zur Desinfektion verwendet wird. Chemisch gesehen handelt es sich um ein Gemisch von Alkylbenzyldimethylammoniumchloriden, deren Alkylteil aus C8- bis C18-Ketten besteht. Einige Hersteller machen ergänzende Angaben bei der Bezeichnung und geben den Bereich der Kettenlängen an, die sich in dem jeweiligen Benzalkoniumchlorid befinden. Eine bakterizide Wirkung von $\geq 5 \log_{10}$ ist meist ab 1 % innerhalb von 5 min zu beobachten [53].

Innerhalb der Europäischen Union wurden insgesamt drei Benzalkoniumchlorid-Gemische als biozide Wirkstoffe angemeldet: eine C12-18-Mischung (CAS-Nummer 68391-01-5), eine C12-16-Mischung (CAS-Nummer 68424-85-1) und eine C12-14-Mischung (CAS-Nummer 85409-22-9). Alle drei Benzalkoniumchlorid-Varianten werden immer noch hinsichtlich ihrer Eignung als biozide Wirkstoffe bewertet (Stand: 11.02.2019), u. a. für die Produktarten 1 (menschliche Hygiene) bzw. 2 (Desinfektionsmittel und Algenbekämpfungsmittel, die nicht für eine direkte Anwendung bei Menschen und Tieren bestimmt sind).

Benzalkoniumchlorid kann offenbar gut an Oberflächen binden, was für die möglichen Folgen der Flächendesinfektion von Bedeutung ist. So konnte in 2018 gezeigt werden, dass Benzalkoniumchlorid auf verschiedenen Kunststoffen und Metallen im Patientenumfeld, im Lebensmittelbereich sowie an Konsumerprodukten nachweisbar ist. Dabei wird ein Teil des nachgewiesenen Benzalkoniumchlorids mit dem nachträglichen Auftrag erklärt, beispielsweise durch eine Flächendesinfektion [32]. Doch quartäre Ammoniumverbindungen wie Benzalkoniumchlorid lassen sich auch auf zahlreichen Gebrauchsgegenständen des täglichen Lebens finden wie beispielsweise auf Kunststoffen, Smartphones, Laptops, Tablets, Küchengegenständen, Fahrzeugteilen, Brillen, Textilien oder Möbeln. Hier dienen sie als Antistatika bzw. Ladungssteuerungsmittel [32]. Geringe Mengen Benzalkoniumchlorid können jedoch verschiedene Folgen nach sich ziehen.

5.1.2 Entwicklung einer Toleranz gegenüber Benzalkoniumchlorid

> **Fallbeispiel**
>
> In 2014 wurde darüber berichtet, dass 28 von 66 Anwendungslösungen von Flächendesinfektionsmitteln in Tuchspendern in Krankenhäusern hochgradig mit bis zu 10.000.000 Bakterienzellen pro ml mit *Achromobacter* spp. 3 oder *Serratia marcescens* kontaminiert waren, meist wegen unzureichender Aufbereitung der Tuchspender und damit verbundener Biofilmbildung. Adaptierte Isolate dieser beiden Bakterienarten konnten sich bei Raumtemperatur in frischer Anwendungslösung der Desinfektionsmittel sogar vermehren (meist die höhere Konzentration wie 0,5 % mit einer nachgewiesenen Wirksamkeit innerhalb von 1 h für Risikobereiche) und waren somit nicht mehr ausreichend durch das Flächendesinfektionsmittel abzutöten. Einer der typischen Wirkstoffe dieser Flächendesinfektionsmittel war Benzalkoniumchlorid [63]. Die Bakterienisolate hatten sich offenbar hervorragend an diese bioziden Wirkstoffe angepasst und waren nicht mehr durch sie abzutöten.

Zahlreiche Studien wurden bereits durchgeführt, um zu untersuchen, ob bzw. wie sich die Empfindlichkeit verschiedener Bakterienarten gegenüber niedrigen Konzentrationen von Benzalkoniumchlorid verändert. Dabei wurden die Bakterien Konzentrationen ausgesetzt, die noch unterhalb der Konzentration lag, mit der die Vermehrung der Bakterien verhindert werden kann (bakteriostatische Wirkung), ohne diese jedoch abzutöten (bakterizide Wirkung; siehe auch Abb. 4.1). Die meisten Leser werden vermutlich erwarten, dass derart niedrige Wirkstoffkonzentration keine weiteren Auswirkungen auf die Empfindlichkeit gegenüber Benzalkoniumchlorid haben. Nach einer aktuellen Übersicht sieht das Bild jedoch ganz anders aus. Von den bislang untersuchten 78 Bakterienarten war bei

19 von ihnen keine Verminderung der Empfindlichkeit feststellbar (24 %). Bei 25 Bakterienarten (32 %) wurde eine geringe Verminderung der Empfindlichkeit festgestellt (bis zu 4-fach höhere Toleranz). Bei 34 Bakterienarten (44 %) kam es zu einer starken Verminderung der Empfindlichkeit (>4-fach). Diese Veränderung war bei 17 dieser Bakterienarten labil, d. h. dass sie sich ohne diese niedrige Konzentration von Benzalkoniumchlorid zurückbildete. Bei 14 Bakterienspezies jedoch war diese starke Verminderung der Empfindlichkeit stabil, d. h. sie blieb auch ohne den Selektionsdruck durch das sehr niedrig konzentrierte Benzalkoniumchlorid erhalten [53].

Unter den Bakterienspezies mit einer starken und stabilen Verminderung der Empfindlichkeit finden sich ganz typische Auslöser von nosokomialen, also im Krankenhaus erworbenen Infektionen (Tab.5.1).

Sehr niedrige Benzalkoniumchlorid-Konzentrationen sind also sehr wohl bedeutsam und können Bakterienarten unempfindlich machen. Unter den Krankenhaushygiene-relevanten Spezies zeigte sich bislang eine klinisch relevante Anpassungsfähigkeit bei *Pseudomonas aeruginosa* sowie *Escherichia coli*. Die erforderlichen Konzentrationen zur Hemmung der Bakterienvermehrung waren nach der Anpassung teilweise sehr hoch (2500 bzw. 1000 mg/l). Sind diese veränderten Isolate nun als resistent zu betrachten?

Definition

Eine mikrobielle Kultur gilt als resistent gegenüber einem Wirkstoff oder Desinfektionsmittel, wenn sie durch die Anwendungskonzentration eines Desinfektionsmittels oder die Konzentration eines Wirkstoffs nicht mehr abgetötet wird, welche jedoch andere Stämme bzw. Isolate der gleichen Spezies inaktiviert [112].

Tab. 5.1 Spezies mit krankenhaushygienischer Bedeutung, bei denen bei ausgewählten Isolaten eine starke und stabile Verminderung der Empfindlichkeit nach Exposition gegenüber subletalen Konzentrationen von Benzalkoniumchlorid zu beobachten war [52]; MHK = minimale Hemmkonzentration; − = nicht vorhanden

Spezies	Krankenhaushygienische Bedeutung	Verminderung der Empfindlichkeit	Maximale MHK (mg/l)	Vorgeschlagener Grenzwert für eine Resistenz (mg/l)
Escherichia coli	Auslöser von Harnweginfektionen bzw. Wundinfektionen	Ca. 100-fach	Ca. 1000	64
Staphylococcus aureus	Auslöser von Wundinfektionen bzw. beatmungs-assoziierter Pneumonien	39-fach	3,9	16
Pseudomonas aeruginosa	Auslöser von beatmungs-assoziierter Pneumonien bzw. Harnweginfektionen	Bis zu 33-fach	2500	−
Acinetobacter baumannii	Auslöser von beatmungs-assoziierter Pneumonien bzw. Harnweginfektionen	31-fach	62,5	−
Enterobacter ludwigii	Auslöser von Wundinfektionen	30-fach	150	32

Die erhöhte MHK eines Isolates, wie in Tab. 5.1 gezeigt, bedeutet nicht automatisch, dass ein Desinfektionsmittel oder ein Wirkstoff keine ausreichende bakterizide Wirkung mehr aufweist. Es ist aber plausibel anzunehmen, dass diese Wirksamkeit deutlich eingeschränkt ist. Das wird am folgenden Beispiel deutlich.

> **Beispiel**
>
> Die bakterizide Wirkung eines Flächendesinfektionsmittels wird typischerweise an gut charakterisierten Bakterienstämmen aus Stammsammlungen bestimmt. Diese waren vorher keinem Selektionsdruck durch einen bioziden Wirkstoff oder einem Desinfektionsmittel ausgesetzt. Ein Prüfstamm ist *Pseudomonas aeruginosa* ATCC 15442, der laut Literaturangaben eine MHK gegenüber Benzalkoniumchlorid zwischen 12 und 60 mg/l aufweist [40, 78]. Ein frei erfundenes Flächendesinfektionsmittel aus der Klinik könnte als Konzentrat beispielsweise 20 g pro 100 g Benzalkoniumchlorid enthalten. Es würde typischerweise bei einer Einwirkzeit von 1 h auf 0,5 % verdünnt, sodass die Benzalkoniumchlorid-Konzentration in dieser Anwendungslösung 1000 mg/l betragen würde. Eine Konzentration von 1000 mg/l reicht offenbar für Desinfektionsmittel im Krankenhaus aus, um *Pseudomonas aeruginosa* ATCC 15442 um mindestens 5 $\log_{10}$-Stufen in 60 min zu reduzieren. Ob die gleiche Wirkung jedoch noch erreicht werden kann, wenn Isolate „nur" 2-fach oder 4-fach weniger empfindlich sind, ist zumindest zweifelhaft. Tab. 5.1 zeigt, dass nach Exposition von *Pseudomonas aeruginosa* gegenüber subletalen Konzentrationen von Benzalkoniumchlorid die MHK bis auf 2500 mg/l ansteigen kann. In diesem Fall ist eine bakterizide Wirkung mit 1000 mg/l Benzalkoniumchlorid sicher nicht mehr zu erwarten.

In allgemeinen Haushaltsreinigern fanden sich teilweise sogar 0,29 % Benzalkoniumchlorid (entspricht 2900 mg/l). Möglicherweise reicht eine Konzentration von 2900 mg/l Benzalkoniumchlorid noch aus, um eine 3 $\log_{10}$-Reduktion

Tab. 5.2 Spezies aus der Lebensmittelherstellung bzw. -verarbeitung, bei denen bei ausgewählten Isolaten eine starke und stabile Verminderung der Empfindlichkeit nach Exposition gegenüber subletalen Konzentrationen von Benzalkoniumchlorid zu beobachten war [52]; MHK=minimale Hemmkonzentration; – =nicht vorhanden

Spezies	Anstieg der MHK	Maximale MHK (mg/l)	Vorgeschlagener Grenzwert für Resistenz (mg/l)
Salmonella virchow	Ca. 200-fach	256	128
Salmonella enteritidis	Ca. 200-fach	Ca. 250	128
Salmonella enterica serovar typhimurium	Bis zu 100-fach	3000	128
Salmonella spp.	Bis zu 70-fach	150	128
Salmonella typhimurium	Ca. 20-fach	Ca. 100	128
Listeria monocytogenes	Bis zu 6-fach	5	–

in 5 min zu erzielen. Und es ist derzeit nicht bekannt, ob sich stark angepasste Isolate, wie sie oben beschrieben wurden, auf Flächen im Haushalt tatsächlich nachweisen lassen.

Eine ähnlich starke Anpassungsfähigkeit zeigen Bakterienarten, die vor allem in der Lebensmittelherstellung und -verarbeitung nachweisbar sind (Tab. 5.2).

Hier wies ein *Salmonella typhimurium* Isolat nach der Anpassung an Benzalkoniumchlorid die höchste MHK auf (3000 mg/l). In diesem Fall ist eine bakterizide Wirkung mit 1000 oder 2900 mg/l Benzalkoniumchlorid nicht mehr zu erwarten. Die Anpassungsfähigkeit von *Listeria monocytogenes* hingegen war vergleichsweise gering.

5.1.3 Entwicklung einer Kreuztoleranz gegenüber anderen bioziden Wirkstoffen

Nach Exposition gegenüber sehr niedrigen Konzentrationen von Benzalkoniumchlorid kann es auch zu einer stark reduzierten Empfindlichkeit gegenüber anderen bioziden Wirkstoffen kommen. Zunächst werden wieder die Bakterienspezies mit krankenhaushygienischer Relevanz betrachtet.

Gegenüber Chlorhexidin wurde eine starke Kreuztoleranz bei *Klebsiella* spp. und *Enterobacter* spp. gefunden, aber auch bei *Enterococcus* spp (Tab. 5.3). Hier waren einige an Benzalkoniumchlorid angepasste Isolate teilweise 200-fach weniger Chlorhexidin-empfindlich. Diese Ergebnisse sind kritisch zu werten, denn Chlorhexidin ist für Patienten ein außerordentlich wichtiger Wirkstoff zur Prävention von nosokomialen Infektionen. Zur Hautantiseptik wird Chlorhexidin in Kombination mit Alkohol ausdrücklich empfohlen, bevor Gefäßkatheter gelegt werden oder bevor Operationen durchgeführt werden, da der Zusatz von Chlorhexidin die Rate an Sepsis bei Gefäßkathetern und

Tab. 5.3 Reduzierte Empfindlichkeit von Krankenhaushygienerelevanten Bakterienspezies gegenüber anderen bioziden Wirkstoffen nach Exposition gegenüber subletalen Konzentrationen von Benzalkoniumchlorid [52]

Biozider Wirkstoff	Bakterienspezies	Ausmaß der erhöhten Toleranz
Chlorhexidin	*Klebsiella oxytoca*	>100-fach
	Klebsiella spp.	>100-fach
	Enterobacter cloacae	≥100-fach
	Enterobacter spp.	≥100-fach
	Enterobacter ludwigii	100-fach
	Enterococcus spp.	≤100-fach
	Enterococcus faecium	10-fach–200-fach
	Enterococcus faecalis	10-fach–100-fach
Triclosan	*Enterobacter ludwigii*	100-fach
	Enterococcus spp.	≤100-fach
	Enterococcus faecium	40-fach–100-fach
	Enterococcus faecalis	20-fach–100-fach
	Enterobacter spp.	5-fach–100-fach
	Klebsiella spp.	40-fach
	Klebsiella oxytoca	6-fach
	Enterobacter cloacae	5-fach
Didecyldimethyl-ammoniumbromid	*Enterobacter cloacae*	>100-fach
	Enterobacter ludwigii	>100-fach
	Klebsiella spp.	>100-fach
	Enterobacter spp.	3-fach–100-fach
	Enterococcus faecalis	20-fach–40-fach
	Enterococcus faecium	2-fach–20-fach
	Klebsiella oxytoca	10-fach
	Enterococcus spp.	≤10-fach
Didecyldimethyl-ammoniumchlorid	*Escherichia coli*	2,9-fach

die Rate von Wundinfektionen bei Operationen signifikant senken kann [75, 127]. Zum Schutz der tatsächlich Kranken vor vermeidbaren Infektionen ist der Wirkstoff also außerordentlich wertvoll und sollte deshalb grundsätzlich nicht zur Anwendung kommen, wenn kein wissenschaftlich belegter Gesundheitsnutzen zu erwarten ist.

Gegenüber Triclosan war die reduzierte Empfindlichkeit vor allem bei *Enterobacter* spp. und *Enterococcus* spp. stark ausgeprägt (5-fach bis 100-fach). Gegenüber Didecyldimethylammoniumbromid (DDAB) wurde eine starke Kreuztoleranz bei *Enterobacter* spp. gefunden (5-fach bis 100-fach reduzierte Empfindlichkeit), aber auch bei *Enterococcus* spp. (2-fach bis 40-fach). Mit Didecyldimethylammoniumchlorid (DDAC) wurde eine schwache Kreuztoleranz bei *Escherichia coli* nachgewiesen (2,9-fach). Da DDAC ein in Haushaltsprodukten häufig eingesetzter biozider Wirkstoff ist und *Escherichia coli* ein häufiger Erreger nosokomialer Infektionen ist, kommen diesen Ergebnissen durchaus Bedeutung zu.

Bei Lebensmittelhygiene-relevanten Bakterienspezies wurden nach Exposition gegenüber sehr niedrigen Konzentrationen von Benzalkoniumchlorid ebenso Kreuztoleranzen gegenüber anderen bioziden Wirkstoffen nachgewiesen. Hier wurde gegenüber Chlorhexidin und Triclosan eine starke Kreuztoleranz bei *Bacillus* spp. (10-fach bis 100-fach reduzierte Empfindlichkeit) und *Panteoa* spp. gefunden (10-fach bis 100-fach reduzierte Empfindlichkeit), aber auch bei *Salmonella* spp. (13-fach bis 100-fach reduzierte Empfindlichkeit), *Enterococcus* spp. (100-fach reduzierte Empfindlichkeit) und *Staphylococcus saprophyticus* (100-fach reduzierte Empfindlichkeit). Gegenüber anderen bioziden Wirkstoffen wurde teilweise ebenfalls eine starke Anpassungsreaktion im Sinne einer abgeschwächten Empfindlichkeit nachgewiesen [52].

Insgesamt löst Benzalkoniumchlorid in subletaler Konzentration also bei verschiedenen Bakterienarten erstaunlich häufig eine sehr starke Anpassungsreaktion gegenüber anderen bioziden Wirkstoffen aus. Diese Isolate sind danach nicht nur gegenüber Benzalkoniumchlorid unempfindlicher, sondern auch gegenüber anderen bioziden Wirkstoffen.

5.1.4 Entwicklung einer Kreuztoleranz gegenüber Antibiotika

Gegenüber Isolaten oder Stämmen einzelner Spezies wurde nach Exposition gegenüber subletalen Konzentrationen von Benzalkoniumchlorid sogar eine neue Resistenz gegenüber verschiedenen Antibiotika festgestellt, d. h. dass ein Isolat anhand der MHK vor dieser Exposition als „sensibel" gegenüber dem Antibiotikum eingestuft wurde und somit das Antibiotikum als wirksam galt, nach der Exposition hingegen galt das Isolat als „resistent" und somit das Antibiotikum als unwirksam, jeweils nachgewiesen anhand der für dieses Antibiotikum anerkannten Grenzwerte [54, 62]. Einige Beispiele von klinisch relevanten Spezies finden sich in Tab. 5.4.

Diese Erkenntnisse sollten beunruhigen, denn durch geringe subletale Konzentrationen des bioziden Wirkstoffs

Tab. 5.4 Beispiele für neu aufgetretene Antibiotika-Resistenzen bei Bakterienspezies mit krankenhaushygienischer Bedeutung, die durch Exposition gegenüber sehr niedrigen Konzentrationen von Benzalkoniumchlorid hervorgerufen wurden

Spezies	Vereinzelt neue Resistenz gegenüber
Burkholderia cepacia complex	Imipenem, Meropenem, Ciprofloxacin, Ceftazidim [70]
Enterobacter cloacae	Cefotaxim, Ampicillin [35]
Enterococcus faecalis	Ampicillin, Cefotaxim, Ciprofloxacin, Tetracyclin [35]
Klebsiella spp.	Ampicillin [35]
Pseudomonas aeruginosa	Ciprofloxacin [90]
Staphylococcus saprophyticus	Sulfamethoxazol, Ceftazidim, Ampicillin, Tetracyclin [35]

Benzalkoniumchlorid können vereinzelt tatsächlich neue Antibiotikaresistenzen entstehen. Im Falle einer Infektion mit einem angepassten Bakterium hätten diese Antibiotika keine therapeutische Wirkung mehr! In 2019 wurde außerdem erstmal festgestellt, dass durch niedrige Konzentrationen von Benzalkoniumchlorid der horizontale Gentransfer signifikant erhöht werden kann. Dadurch können Genabschnitte, die für eine Multiresistenz gegenüber Antibiotika verantwortlich sind, leichter auf andere Bakterienarten übertragen werden [131]. Spätestens hier sollte allen Anwendern von Benzalkoniumchlorid klar werden, dass sein unkritischer Gebrauch, auch im häuslichen Umfeld, keine Bagatelle ist. Die möglichen Folgen können schwerwiegend sein. Deshalb gilt es sehr aufmerksam zu prüfen, ob der zu erwartende, vom Hersteller beschriebene Nutzen (z. B. „entfernt 99,9 % der Bakterien"), diese wissenschaftlich nachgewiesenen Risiken rechtfertigt.

5.1.5 Wirkung auf Biofilmbildung

Bedeutung des Biofilms

Eine Bakterienart bildet in der Regel dann Biofilm, wenn es sich vor einem bi14oziden Wirkstoff oder Antibiotikum schützen will. In gewisser Hinsicht baut sich das Bakterium ein schützendes Zelt. Die Bakterien in einem Biofilm sind für den Wirkstoff deutlich schwerer abzutöten, sowohl durch die mechanische Barriere als auch durch die reduzierte Empfindlichkeit der angepassten Bakterien im Biofilm [53]. Zusätzlich können die Bakterien in dem Biofilm deutlich besser überleben [3].

An einzelnen *Escherichia coli* Isolaten sowie einem *Staphylococcus epidermidis* Stamm konnte in flüssigen Nährmedien gezeigt werden, dass diese nach Exposition gegenüber subletalen Konzentrationen von Benzalkoniumchlorid in der

Lage sind, stärker Biofilm zu bilden [53]. Damit schützen sich die Bakterien sowohl vor dem bioziden Wirkstoff selbst als auch vor anderen bioziden Wirkstoffen, die zur Flächendesinfektion eingesetzt werden.

Doch auch an Polystyren gebundenes Benzalkoniumchlorid war in der Lage, die Biofilmbildung von einem *Pseudomonas aeruginosa*-Isolat zu verstärken [86]. Durch *Pseudomonas aeruginosa* können bei Patienten in Krankenhäusern Harnweginfekte sowie Lungenentzündungen hervorgerufen werden. Auch in Kunststoffbehältern (Tuchspendern), die immer wieder mit Flächendesinfektionsmittel in Krankenhäusern und Arztpraxen gefüllt wurden, war die Bildung von Biofilmen ein Hauptmerkmal für die Anpassung der Bakterien an diesen Wirkstoff bzw. ähnliche Wirkstoffe [63].

Übertragen wir diese Erkenntnisse auf das häusliche Umfeld. Wenn hier routinemäßig Reinigungsmittel mit Benzalkoniumchlorid zur Behandlung von Flächen eingesetzt werden, dann ist davon auszugehen, dass die behandelten Flächen den bioziden Wirkstoff zu einem gewissen Anteil binden. Der gebundene Wirkstoff kann bei bestimmten Bakterienarten Mechanismen zur Selbstverteidigung wie die Biofilmbildung auslösen. Das hat zur Folge, dass die Zielbakterien weniger empfindlich gegenüber dem Wirkstoff werden und ggf. sogar für ganz andere Bakterienarten ein schützendes Zelt zur Verfügung stellen. Hier müssen also schon wirklich gute Gründe vorliegen, um Produkte mit diesem Wirkstoff routinemäßig im häuslichen Umfeld einzusetzen.

5.1.6 Wirkung auf die Abwehrmechanismen der Bakterienzelle

Ein Abwehrmechanismus von Bakterien sind Effluxpumpen in der Zellmembran, die Schadstoffe aktiv aus der Zelle pumpen, also entsorgen. In Isolaten von *Burkholderia cepacia complex, Escherichia coli* sowie *Listeria monocytogenes* wurde durch Exposition gegenüber subletalen Konzentrationen von Benzalkoniumchlorid eine Hochregulation von Genen für Transporter und Effluxpumpen ausgelöst [70,101,123], d. h. der Transport von Substanzen aus der Bakterienzelle hinaus wurde verstärkt, die für die Zelle schadhaft sind. Hier kann es sich um den bioziden Wirkstoff selbst handeln, aber wegen des oft unspezifischen Transports auch um andere Moleküle. Auf diese Weise versucht die Bakterienzelle, dem für sie tödlichen Effekt des bioziden Wirkstoffs zu entgehen. Die Kreuzresistenz gegenüber Antibiotika wird insgesamt häufig über Effluxpumpen erklärt, die nach der Adaption sowohl Benzalkoniumchlorid als auch einzelne Antibiotika aktiv aus der Bakterienzelle hinaus transportieren [35].

Bakterien können sich auch auf einem anderen Weg wehren, in dem sie nämlich ihren Wirt selber schädigen, also virulent werden. Virulenzgene von *Escherichia coli* und *Listeria monocytogenes* wurden nach Exposition gegenüber subletalen Konzentrationen von Benzalkoniumchlorid hochreguliert [68, 101]. Somit können die Bakterien eine stärkere Schädigung am Wirtsorganismus auslösen, im Falle einer Infektion also am Menschen. Die Symptome der Infektion werden wahrscheinlich schwerwiegender sein.

5.1.7 Kontaminierte Produkte bzw. Wirkstofflösungen

Obwohl es sich bei Benzalkoniumchlorid um einen bioziden Wirkstoff mit einer bekannten antimikrobiellen Wirksamkeit handelt, gab es im Lauf der Zeit immer wieder Berichte über Lösungen oder Produkte auf Basis von Benzalkoniumchlorid, die mit Bakterien kontaminiert waren. Das wird heute in aller Regel nicht für kommerziell hergestellte Produkte mit diesem Wirkstoff gelten. Es zeigt aber trotz allem, wie anpassungsfähig manche Bakterienarten gegenüber Benzalkoniumchlorid sind.

So wurde beispielsweise *Pseudomonas fluorescens* aus einer wässrigen Lösung aus Benzalkoniumchlorid 100.000 mg/l (10 %) nachgewiesen [93]. Die Lösung befand sich in einem Gefäß in einer universitären Krankenhausapotheke. Das Isolat war in der Lage, sich in einer Benzalkoniumchlorid-Lösung von 50.000 mg/l (5 %) zu vermehren. Es war jedoch nicht in der Lage, Benzalkoniumchlorid als Kohlenstoffquelle zu verwerten, d. h. den Wirkstoff selber zu verzehren. Ein *Pseudomonas aeruginosa* Stamm konnte Benzalkoniumchlorid in einer Konzentration von 3600 mg/l widerstehen, und ein Wasserisolat eines *Pseudomonas* spp. sogar einer Konzentration von 4000 mg/l [2]. Eine Untersuchung von 20 Proben von Benzalkoniumchlorid-Lösungen (200 mg/l) ergab, dass 60 % teils hochgradig bakteriell kontaminiert waren, vor allem mit *Burkholderia cepacia* (9 Nachweise), *Pseudomonas fluorescens* (4 Nachweise) bzw. *Aeromonas* spp. (1 Nachweis) [42]. Auch wenn in diesen Berichten keine Infektionen durch die kontaminierten Lösungen beschrieben wurden, so fällt doch der häufige Nachweis von *Pseudomonas* spp. auf, speziell von *Pseudomonas fluorescens*. Diese Bakterienart scheint gegenüber Benzalkoniumchlorid besonders anpassungsfähig zu sein.

In der Literatur lassen sich mindestens 18 Berichte über Infektionen, Ausbrüche oder Pseudo-Ausbrüche finden, die auf kontaminierte Produkte oder Lösungen auf Basis von Benzalkoniumchlorid zurückzuführen sind. Hier wurden vor allem Septikämien (Blutstrominfektionen) bzw. septische Arthritis (Gelenkinfektionen), aber auch ein Einzelfall von Meningitis (Hirnhautentzündung) beschrieben (Tab. 5.5).

Viele der Berichte entstammen einer Zeit, in der die Produktionshygiene von Desinfektionsmitteln nicht

Tab. 5.5 Beispiele von Infektionen oder Ausbrüchen durch kontaminierte Produkte oder Lösungen auf Basis von Benzalkoniumchlorid

Spezies	Art und Anzahl der Infektionen	Patienten/Abteilung	Quelle der Infektion und Bedeutung der Toleranz gegenüber Benzalkoniumchlorid
Burkholderia cepacia complex	46 Fälle, die Hälfte mit einer Kolonisation, die andere Hälfte mit Sepsis oder anderen Infektionen	Patienten aus 9 Einrichtungen	Vorkonfektionierte Waschhandschuhe, die mit 0,1 % Benzalkoniumchlorid konserviert waren [118]
Enterobacter aerogenes	11 Fälle von Infektionen, vor allem Sepsis	Patienten der Gastroenterologie bzw. Hämatologie	Kontaminierte Benzalkoniumchlorid-Lösung (1:750 Verdünnung einer Stammlösung unbekannter Konzentration), die mit Tupfern zur Hautantiseptik verwendet wurde [88]
Pseudomonas aeruginosa	28 Fälle von Abszess	Patienten, die intramuskuläre Kortikosteroid-Injektionen erhalten haben	Kontaminierte Benzalkoniumchlorid-Lösung (57.000 mg/l), die zur Septendesinfektion vor der Punktion des Septums mit einer Kanüle verwendet wurde [99]
Pseudomonas spp.	40 Fälle von Bakteriämie	Landkrankenhaus	Kontaminierte Benzalkoniumchlorid-Lösung (1000 mg/l) mit Baumwoll-Tupfern, die zur Lagerung von Kanülen und Kathetern verwendet wurde [107]
Serratia marcescens	11 Fälle einer septischen Arthritis	Praxis	Behälter mit einer Lösung von Benzalkoniumchlorid (1:750 Verdünnung einer Stammlösung unbekannter Konzentration) und Baumwolltupfern; das Isolat konnte eine 1:100 Verdünnung der Stammlösung überleben [94]
Serratia marcescens	Fall einer nosokomialen Meningitis	Ambulanz	Kontaminiertes Hautantiseptikum auf Basis von Benzalkoniumchlorid wurde vor intrathekaler Injektion angewendet (Behandlung von Rückenschmerzen) [114]

auf den heutigen Stand war. Somit sind neuere Berichte von Infektionen durch kontaminierte Benzalkoniumchlorid-Produkte bzw. Wirkstofflösungen sehr selten. Ungeachtet dessen zeigen auch die historischen Berichte, wie anpassungsfähig einige Bakterienarten an Benzalkoniumchlorid schon vor Jahrzehnten waren.

In den Niederlanden wurde eine weitere interessante Beobachtung gemacht. Die Epidemiologie der Hirnhautentzündung (Meningitis) durch *Listeria monocytogenes* hatte sich in den letzten 25 Jahren verändert. Die Mehrzahl der Neuinfektionen wurde bei Neugeborenen beobachtet (0,61 Fälle pro 100.000 Geburten) sowie bei älteren Erwachsenen, die mit 87 Jahren die meisten Fälle aufwiesen (0,53 Fälle pro 100.000 Personen dieses Alters). Die meisten Stämme, beschrieben als Klone, waren im Lauf der Jahre rückläufig. Lediglich ein Klon wurde signifikant häufiger nachgewiesen (Klonkomplex 6; Anstieg von 2 % auf 26 %). Das Transportersystem „emrC" in diesem Bakterium war mit dem Anstieg des Klonkomplexes 6 in den Niederlanden assoziiert. Das emrC-Gen steuert ein Effluxprotein, das quartäre Ammoniumverbindungen wie das Benzalkoniumchlorid aus der Bakterienzelle pumpt. Darüber hinaus fördert das Gen die Fähigkeit der Biofilmbildung, wodurch ebenfalls eine Toleranz gegenüber Benzalkoniumchlorid gefördert wird. Nun waren Isolate mit dem emrC-Gen im Vergleich zu Isolaten ohne das Gen auch noch weniger empfindlich gegenüber den Antibiotika Amoxicillin und Gentamicin. Benzalkoniumchlorid wird sehr viel in der Lebensmittelverarbeitung zur Desinfektion benutzt. Deshalb wurde von den Autoren vermutet, dass eine reduzierte Empfindlichkeit gegenüber Benzalkoniumchlorid die Erklärung für den Anstieg von *Listeria monocytogenes* Infektionen mit dem Klonkomplex 6 in den Niederlanden zwischen 1985 und 2014 ist [72].

5.1.8 Zusammenfassende Bewertung

Benzalkoniumchlorid ist von allen genannten bioziden Wirkstoffen am besten untersucht und zeigt insgesamt das mit Abstand größte Potenzial für Anpassungsreaktionen der Bakterien. Diese werden nicht nur häufig gegenüber dem Wirkstoff selber deutlich unempfindlicher, sondern auch gegenüber anderen bioziden Wirkstoffen oder vereinzelt sogar gegenüber Antibiotika. Da Benzalkoniumchlorid an Kunststoffe und Metalle binden kann, ist davon auszugehen, dass der Wirkstoff in geringen Konzentrationen auf den behandelten Flächen verbleibt. Die Wirkstoffreste können nachweislich ausreichen, um die Bildung von Biofilm signifikant zu verstärken, z. B. von *Pseudomonas aeruginosa.* Ein Biofilm bietet nicht nur einer Bakterienart Schutz, sondern beherbergt oft eine Vielzahl verschiedener Bakterienarten. Außerdem weiß man, dass die Wirksamkeit biozider Wirkstoffe gegenüber Bakterien in Biofilmen um ein Vielfaches schwächer ist. In Anbetracht der eher langsamen bakteriziden Wirkung ist wegen dieser Risiken aus meiner Sicht von der Anwendung von Benzalkoniumchlorid zur Desinfektion im häuslichen Umfeld grundsätzlich abzuraten.

5.2   Didecyldimethylammoniumchlorid

5.2.1 Charakterisierung des Wirkstoffs

Didecyldimethylammoniumchlorid (DDAC; CAS-Nummer: 7173-51-5) zählt wie das Benzalkoniumchlorid zu den quartären Ammoniumverbindungen. Es handelt sich um eine farb- und geruchslose Flüssigkeit. Als biozider Wirkstoff wird DDAC auch in zahlreichen Desinfektionsmitteln wie beispielsweise zur Flächendesinfektion im Gesundheitswesen eingesetzt. Außerdem findet DDAC Anwendung im Lebens- und Futtermittelbereich oder als Holzschutzmittel. Eine ausreichende bakterizide Wirkung von ≥ 5 $\log_{10}$ wird meist bei 1 % innerhalb von 1 min festgestellt [55].

DDAC wird noch immer hinsichtlich seiner Eignung als biozider Wirkstoff bewertet (Stand: 11.02.2019), u. a. für die Produktarten 1 (menschliche Hygiene), 2 (Desinfektionsmittel und Algenbekämpfungsmittel, die nicht für eine direkte Anwendung bei Menschen und Tieren bestimmt sind), 3 (Veterinärbereich) und 4 (Lebens- und Futtermittelbereich).

5.2.2 Entwicklung einer Toleranz gegenüber Didecyldimethylammoniumchlorid

Fallbeispiel

Auf einer hämatologischen Station in Frankreich wurde zwischen 2011 und 2013 ein Ausbruch von 10 Infektionen und 33 Kolonisationen durch das Bakterium *Enterobacter cloacae* beobachtet. Die Isolate der Patienten und aus der Umgebung waren gegen fast alle Antibiotika resistent. Bei Umgebungsuntersuchungen im Umfeld der Patienten wurden insgesamt 17 dieser hochgradig resistenten Isolate dieses Bakteriums identifiziert, davon 9 der Isolate in Patientenzimmern, und zwar in Abflüssen der Waschbecken und Duschen. Eine Desinfektionslösung (0,25 %) auf Basis von DDAC wurde einmal täglich in die Abflüsse gegossen. Die Toleranz der Isolate von Patienten und der Umgebung war mit bis zu 512 mg/l (MHK) häufig deutlich höher als die eines Referenzstamms (64 mg/l). Der Ausbruch wurde erst nach einer intensiven Reinigung der Abflüsse und dem Wechsel zu einem Desinfektionsmittel auf Basis von Natriumhypochlorit beendet [16].

DDAC kann offenbar, ähnlich wie Benzalkoniumchlorid, bei vorhandenem Biofilm dazu führen, dass sich bestimmte Bakterienarten gegenüber dem bioziden Wirkstoff anpassen und unempfindlicher werden. Dieses Fallbeispiel verdeutlicht auch, dass eine Kreuztoleranz gegenüber einer Vielzahl wertvoller und wichtiger Antibiotika vorhanden sein kann, die eine antibiotische Behandlung von Infektionen durch diese Isolate wesentlich erschwert.

Die Anpassungsfähigkeit von Bakterien gegenüber niedrigen subletalen DDAC-Konzentrationen wurde bis 2018 mit Isolaten und Stämmen von insgesamt 48 Bakterienarten untersucht [55]. Bei 23 dieser 48 Bakterienspezies (47,9 %) war keine Veränderung der Empfindlichkeit gegenüber DDAC festzustellen. Eine schwache Erhöhung der Toleranz gegenüber DDAC ($\leq$4-fach) fand sich bei 18 Bakterienarten (37,5 %). Bei 7 Bakterienarten (14,6%) wurde ein starke Anpassungsreaktion nachgewiesen (>4-fach), bei 5 davon mit unbekannter Stabilität. Unter diesen Bakterienarten ist auch das Darmbakterium *Enterococcus faecalis,* das als ein Erreger von Krankenhausinfektionen bekannt ist. Es wurde 6-fach unempfindlicher gegenüber DDAC. Von *Pseudomonas aeruginosa* ist sowohl eine labile als auch eine stabile starke Toleranzerhöhung bekannt. Die MHK konnte um mehr als das 18-fache ansteigen und schließlich bei >1000 mg/l liegen. *Pseudomonas aeruginosa* ist einer der häufigsten Auslöser von Krankenhausinfektionen. Und doch: Im Vergleich zu den beschriebenen erhöhten Toleranzen durch Benzalkoniumchlorid erscheint DDAC weniger kritisch zu sein.

Besonders interessant ist in diesem Zusammenhang, dass es mit *Pseudomonas fluorescens* eine Bakterienspezies gibt, die DDAC sowie andere quartäre Ammoniumverbindungen innerhalb von 7 Tagen abbauen kann [95]. Aus Sicht der Bakterien ist das die perfekte Abwehr gegen einen bioziden Wirkstoff, in dem die Waffe, die auf einen selbst gerichtet ist, einfach verzehrt wird.

5.2.3 Entwicklung einer Kreuztoleranz gegenüber anderen bioziden Wirkstoffen

Kreuztoleranzen gegenüber anderen bioziden Wirkstoffen wurden bislang nur selten beschrieben. Mit dem Darmbakterium *Escherichia coli* wurde eine erhöhte Toleranz gegenüber der verwandten Substanz Dioctyldimethylammoniumchlorid sowie Benzalkoniumchlorid beschrieben [119]. Einzelne Isolate von *Pseudomonas fluorescens* erwiesen sich als kreuztolerant gegenüber verschiedenen Aminen und Benzalkoniumchlorid [78]. Im Vergleich zu den beschriebenen Kreuztoleranzen mit Benzalkoniumchlorid erscheint DDAC weniger kritisch.

5.2.4 Entwicklung einer Kreuztoleranz gegenüber Antibiotika

Vereinzelt wurden durch sehr niedrige DDAC-Konzentrationen neue Resistenzen gegenüber Antibiotika ausgelöst. Bei 2 von 16 *Campylobacter coli* Isolaten wurde eine Resistenz gegenüber Tetracyclin und Streptomycin beschrieben, bei *Listeria monocytogenes* wurde die gleiche Veränderung bei 1 von 31 Isolaten nachgewiesen. 32 von 54 *Escherichia coli* Isolaten wurden durch DDAC multiresistent gegenüber Antibiotika. Und unter 35 Stämmen von *Salmonella enterica* fand sich bei insgesamt 7 Stämmen eine neue Resistenz gegenüber mindestens einem Antibiotikum, meist gegenüber Chloramphenicol [120].

5.2.5 Wirkung auf Biofilmbildung

Wissenschaftliche Studien zum Einfluss von DDAC auf die Biofilmbildung wurden in der Fachliteratur nicht gefunden.

5.2.6 Wirkung auf die Abwehrmechanismen der Bakterienzelle

Ob durch DDAC die Abwehrmechanismen der Bakterienzellen verändert werden, ist nicht bekannt.

5.2.7 Kontaminierte Produkte bzw. Wirkstofflösungen

Kontaminierte DDAC Lösungen bzw. Desinfektionsmittel oder ihre Anwendung haben vereinzelt zu Infektionen geführt. Besonders betroffen waren Patienten mit einer stark eingeschränkten Immunabwehr (Tab. 5.6). Hierbei ist auffällig, dass es sich ausschließlich um Bakterienarten von der Gruppe Gram-negativer Spezies handelt, die offenbar besonders anpassungsfähig sind.

5.2.8 Zusammenfassende Bewertung

DDAC ist weniger gut untersucht als Benzalkoniumchlorid und zeigt auf Basis der verfügbaren Daten insgesamt ein geringes bis mittleres Potenzial für mögliche Anpassungsreaktionen der Bakterien. Diese werden meist nur gegenüber dem Wirkstoff selber deutlich unempfindlicher, Toleranzen gegenüber anderen bioziden Wirkstoffen oder Antibiotika sind nach heutigem Kenntnisstand selten. Eine

Tab. 5.6 Beispiele von Infektionen oder Ausbrüchen durch kontaminierte Produkte oder Lösungen auf Basis von DDAC

Spezies	Art und Anzahl der Infektionen	Abteilung	Quelle der Infektion und Bedeutung der Toleranz gegenüber DDAC
Achromobacter spp.	8 Fälle einer Bakteriämie	Pädiatrische Hämato-Onkologie	Kontaminierter Vernebler für Desinfektionsmittel auf Basis von 0,25 % DDAC [45]
Achromobacter xylosoxidans und *Pseudomonas fluorescens*	Pseudo-Ausbruch mit 19 Patienten	Hämatologie	Kontaminierte DDAC-Lösung (0,25 %), in die Blutkulturflaschen gestellt wurden, bevor diese in den geschützten Patientenbereich gebracht wurden [117]
Burkholderia cepacia complex	38 Fälle einer Bakteriämie bei Patienten mit einem zentralen Venenkatheter	Dialyseabteilung	Kontaminierte Desinfektionstücher auf Basis von DDAC; diese wurden gelegentlich zur Reinigung und Umwicklung von Verbindungsstücken verwendet [82]
Enterobacter cloacae	33 Fälle einer Kolonisation und 10 Fälle einer Infektion (u. a. Harnweginfektion, Wundinfektion, Sepsis)	Hämatologie	Kontaminierte Ausgüsse von Waschbecken und Duschen (siehe Fallbeispiel) [16]

Anwendung im häuslichen Umfeld sollte ebenfalls sehr kritisch abgewogen werden, auch wenn die Datenlage insgesamt günstiger erscheint als für das Benzalkoniumchlorid.

5.3   Ethanol

5.3.1   Charakterisierung des Wirkstoffs

Ethanol (CAS-Nummer: 64-17-5) zählt zu den einwertigen Alkoholen. Bei einem einwertigen Alkohol wird am Kohlenwasserstoffrest ein Wasserstoffatom durch eine Hydroxy-Gruppe („-OH") ersetzt. Diese Hydroxy-Gruppe ist eine funktionelle Gruppe und hat somit großen Einfluss auf die chemischen und physikalischen Eigenschaften des Moleküls.

Im Gesundheitswesen ist Ethanol ein weit verbreiteter biozider Wirkstoff, vor allem in Händedesinfektionsmitteln und teilweise auch in Flächendesinfektionsmitteln. Die Weltgesundheitsorganisation (WHO) betrachtet Ethanol neben iso-Propanol als einen Wirkstoff, der grundsätzlich zur Händedesinfektion geeignet ist. Außerdem ist Ethanol seit 2015 von der WHO als „unverzichtbares Arzneimittel" eingestuft worden: in einer Konzentration von 70 % als Antiseptikum und in 80 % (v/v) zur Händedesinfektion [128]. Zur Bestimmung der Wirksamkeit von Händedesinfektionsmitteln gegenüber Viren soll Ethanol in einer Konzentration von 70 % der Referenzalkohol in einer europäischen Norm werden. Mit diesem Referenzalkohol muss sich ein Handelspräparat in der viruziden Wirksamkeit vergleichen. Die Konzentration des Ethanols von 70 % umfasst zwar längst nicht alle relevanten Viren, ist aber dennoch für diese Prüfung als Maßstab der Wirksamkeit gegenüber Viren ausgewählt worden

[56]. Ab 78 % weist Ethanol eine bakterizide Wirkung von $\geq 5 \log_{10}$ innerhalb von 30 s auf [57].

Ethanol wird hinsichtlich seiner Eignung als biozider Wirkstoff in der Europäischen Union noch immer bewertet (Stand: 11.02.2019), u. a. für die Produktarten 1 (menschliche Hygiene), 2 (Desinfektionsmittel und Algenbekämpfungsmittel, die nicht für eine direkte Anwendung bei Menschen und Tieren bestimmt sind) und 4 (Lebens- und Futtermittelbereich).

5.3.2 Entwicklung einer Toleranz gegenüber Ethanol

Eine erhöhte Toleranz von Bakterien gegenüber Ethanol ist sehr selten. An einem *Pseudomonas* spp. Stamm konnte gezeigt werden, das dieser nach 10 min Exposition gegenüber 5 % Ethanol signifikant schwerer durch 20 % Ethanol abzutöten ist. Parallel dazu wurde die Form der Bakterienzellen ungleichmäßig, ihre Oberfläche wurde faltig [102]. Eine ähnliche Anpassungsreaktion zeigte *Listeria monocytogenes* nach einer Exposition gegenüber 5 % Ethanol über 60 min, die Bakterienzellen waren durch 17,5 % Ethanol signifikant schwerer abzutöten [83]. Mit dem Hefepilz *Saccharomyces cerevisiae* war nach einer Exposition gegenüber 8 % Ethanol über 30 min die gleiche Veränderung zu beobachten, die Zellen waren gegenüber der vormals tödlichen Ethanolkonzentration von 14 % weniger empfindlich [20]. Diese erhöhte Toleranz wird wahrscheinlich durch biophysikalische Veränderungen der Zellmembran verursacht [115].

5.3.3 Entwicklung einer Kreuztoleranz gegenüber anderen bioziden Wirkstoffen

Eine Kreuztoleranz wurde bislang lediglich mit *Listeria monocytogenes* gegenüber Wasserstoffperoxid beschrieben, nachdem die Zellen über 1 Stunde gegenüber 5 % Ethanol exponiert wurden [83]. Weitere Kreuztoleranzen sind bislang nicht bekannt.

5.3.4 Entwicklung einer Kreuztoleranz gegenüber Antibiotika

Eine Kreuztoleranz gegenüber Antibiotika wurde für Ethanol bislang nicht beschrieben. Jedoch wurde für *Bacillus subtilis* nach einer Exposition gegenüber 4 % Ethanol für 2 h nachgewiesen, dass ein bestimmtes mobiles genetisches Element (Transposon Tn916) 5-fach besser auf andere Zellen der gleichen Bakterienart übertragbar ist. Mit diesem Transposon werden auch zahlreiche Antibiotikaresistenzen weitergegeben [110]. Eine andere Studie zeigt die mögliche Ausbildung von Antibiotikaresistenzen durch Ethanol. Ein *Staphylococcus aureus* Biofilm wurde mit 100 % Ethanol über 24 h behandelt. Eine Folge davon war die stark verstärkte Aktivierung von ausgewählten Antibiotikaresistenzgenen, einschließlich einiger mutmaßlicher Gene für Effluxpumpen, die mehrere Wirkstoffe, also auch Antibiotika, aus der Zelle entfernen können [108].

5.3.5 Wirkung auf Biofilmbildung

In niedrigen Konzentrationen zwischen 1,25–2,5 % war Ethanol in der Lage, die Biofilmbildung von *Staphylococcus aureus* signifikant zu erhöhen [19]. Diese Wirkung wird unter anderem dadurch erzielt, dass die Bakterienzelle mehr von dem Protein bildet, das ein Anhaften an einer Oberfläche erleichtert. Auch ein bereits bestehender Biofilm wird durch Ethanol weiter im Wachstum angeregt. So konnte gezeigt werden, dass eine Exposition über 24 h mit 20 % bis 95 % Ethanol die weitere Biofilmbildung eines bereits vorhandenen Biofilms signifikant verstärkt [108]. Eine höhere Ethanol-konzentration führte dabei zu einer stärkeren Biofilmbildung [85]. Andererseits wurde ein bereits bestehender Biofilm von MRSA (Methicillin-resistenter *Staphylococcus aureus*) durch eine Behandlung mit 70 % Ethanol über 30 min in der Bio-filmbildung um 20 % reduziert [7]. Und die Stoffwechsel-aktivität eines *Staphylococcus aureus* Biofilms wurde durch 24 Stunden Behandlung mit Ethanol stark unterdrückt, wenn die Konzentration mindestens 30 % bis 50 % betrug. Trotz dieser Behandlung konnten wenige *Staphylococcus aureus* Zel-len im Biofilm überleben und sich anschließend durch Zell-teilung wieder auf 1.000.000 Zellen pro ml vermehren. Nur die Behandlung mit 50 % Ethanol verhinderte das Über-leben der Zellen im Biofilm [103].

Eine verstärkende Wirkung auf die Biofilmbildung hatte Ethanol zwischen 1 % und 2 % auch auf *Staphylococcus epidermidis* [15]. Bei der Untersuchung von 37 klinischen *Staphylococcus epidermidis* Isolaten zeigte sich sogar, dass bei 18 der Isolate die Biofilmbildung durch Ethanol zwi-schen 1 % und 6 % signifikant erhöht werden kann [71]. Und ein bereits vorhandener *Staphylococcus epidermidis* Biofilm wurde durch eine 24 h Exposition mit 40 % bis 95 % Ethanol signifikant gefördert [85].

Von *Listeria monocytogenes* wurde berichtet, dass eine Exposition gegenüber 2,5 % Ethanol die Zellen signifikant besser an Oberflächen anhaften lässt [39]. Ein vergleichbarer Effekt wurde für marine *Pseudomonas aeruginosa* Isolate nach Exposition gegenüber 0,2 % bzw. 0,5 % Ethanol beschrieben [34].

5.3.6 Wirkung auf die Abwehrmechanismen der Bakterienzelle

Daten zum Einfluss von Ethanol auf die Abwehrmechanismen der Bakterienzellen wurden in der wissenschaftlichen Fachliteratur nicht gefunden.

5.3.7 Kontaminierte Produkte bzw. Wirkstofflösungen

Kontaminierte Produkte oder Wirkstofflösungen, die auf eine Anpassung der Bakterien oder Pilze an den Wirkstoff Ethanol hinweisen, sind für die üblicherweise verwendeten Wirkstoffkonzentrationen bislang nicht beschrieben worden.

5.3.8 Zusammenfassende Bewertung

Im Hinblick auf eine mögliche Toleranzentwicklung von Bakterien oder Hefepilzen ist Ethanol nach heutiger Kenntnis ein unkritischer biozider Wirkstoff. Zwar wurden bei niedrigen Konzentrationen Anpassungsreaktionen nach 10 min bis zu 24 h Exposition nachgewiesen, doch diese haben keine echte Relevanz für Ethanol zur Händedesinfektion oder Flächendesinfektion. Das liegt einerseits daran, dass Ethanol flüchtig ist und somit auf den Händen oder Flächen nur 1–2 min verbleibt, sodass die Zeit für eine Toleranzbildung wahrscheinlich viel zu kurz ist. Unter Idealbedingungen (optimale Nährstoffe bei 37 °C) benötigt die Zellteilung von Bakterien 20–30 min. Schon daran kann man erkennen, dass die Expositionszeit bei der tatsächlichen Anwendung eines ethanolischen Biozidprodukts für eine Toleranzbildung viel zu kurz ist. Darüber hinaus ist die bakterizide und levurozide Wirkung von Ethanol ab 60 % so stark, dass kaum Zellen die kurze Exposition von 15 oder 30 s überleben können. Und ob die beobachteten Effekte von Ethanol auf die Biofilmbildung eine Bedeutung für die Anwendung zur Flächendesinfektion haben, ist fraglich, denn oft wurde der Biofilm-fördernde Effekt nach 24 h Exposition nachgewiesen, eine Dauer, die bei der Desinfektion von Flächen mit Ethanol nicht auftreten wird.

5.4   n-Propanol

5.4.1 Charakterisierung des Wirkstoffs

n-Propanol (Cas-Nummer: 71-23-8) zählt zu den einwertigen Alkoholen. Es ist zugleich ein primärer Alkohol, d. h. das ein weiteres Kohlenstoffatom an das C-Atom mit der Hydroxy-Gruppe gebunden ist. n-Propanol ist als biozider Wirkstoff im Gesundheitswesen zur Händedesinfektion oder Flächendesinfektion weit verbreitet. Wegen seiner besonders guten Wirksamkeit gegenüber der residenten, also natürlichen Hautflora ist n-Propanol in 60 % in der Europäischen Norm 12791 als Referenzalkohol für Präparate zur chirurgischen Händedesinfektion ausgewählt worden, mit dem sich ein Handelspräparat in der bakteriziden Wirksamkeit vergleichen muss. Ab 60 % zeigt n-Propanol seine bakterizide Wirkung mit $\geq 5 \log_{10}$ innerhalb von 30 s [59].

n-Propanol wurde 2017 in der Europäischen Union als biozider Wirkstoff anerkannt, u. a. für die Produktarten 1 (menschliche Hygiene), 2 (Desinfektionsmittel und Algenbekämpfungsmittel, die nicht für eine direkte Anwendung bei Menschen und Tieren bestimmt sind) und 4 (Lebens- und Futtermittelbereich) [49].

5.4.2 Entwicklung einer Toleranz gegenüber n-Propanol

Dazu ist nur wenig bekannt. Eine Studie mit *Listeria monocytogenes* weist nach, dass eine subletale Konzentrationen von n-Propanol (6,25 %) zu keiner Veränderung der Empfindlichkeit von 2 Stämmen geführt hat [1].

5.4.3 Entwicklung einer Kreuztoleranz gegenüber anderen bioziden Wirkstoffen

Kreuztoleranzen gegenüber anderen bioziden Wirkstoffen wurden bislang mit n-Propanol nicht beschrieben.

5.4.4 Entwicklung einer Kreuztoleranz gegenüber Antibiotika

Bislang wurden keine Kreuztoleranzen zwischen n-Propanol und Antibiotika beschrieben.

5.4.5 Wirkung auf Biofilmbildung

In niedriger Konzentration (0,5–4 %) ist n-Propanol in der Lage, die Biofilmbildung von *Staphylococcus epidermidis* signifikant zu erhöhen. Das gelang in 15 von 37 Stämmen

[71]. Bei dem Hefepilz *Candida albicans* hingegen wurde nachgewiesen, dass 2 % n-Propanol die Biofilmbildung hemmt [17]. Und an marinen *Pseudomonas aeruginosa* Isolaten wurde gezeigt, dass niedrige n-Propanol-Konzentrationen (0,2–2 %) die Adhäsion der Bakterienzellen an Kunststoffoberflächen verstärken [34].

5.4.6 Wirkung auf die Abwehrmechanismen der Bakterienzelle

Daten zum Einfluss von n-Propanol auf die Abwehrmechanismen der Bakterienzellen wurden in der wissenschaftlichen Fachliteratur nicht gefunden.

5.4.7 Kontaminierte Produkte bzw. Wirkstofflösungen

Kontaminierte Produkte oder Wirkstofflösungen auf Basis von n-Propanol, die auf eine Anpassung der Bakterien oder Pilze an den Wirkstoff hinweisen, sind für die üblicherweise verwendeten Wirkstoffkonzentrationen bislang nicht beschrieben worden.

5.4.8 Zusammenfassende Bewertung

Auch wenn zu n-Propanol vergleichsweise wenig bekannt ist, kann dieser Wirkstoff nach heutiger Kenntnis als unkritisch hinsichtlich einer Toleranzentwicklung betrachtet werden, da n-Propanol wie Ethanol stark flüchtig ist und eine starke bakterizide Wirkung aufweist, wenn seine Konzentration hoch genug ist. Eine ungünstige Auswirkung auf die Biofilmbildung ist wegen seiner Flüchtigkeit unter realen Anwendungsbedingungen nicht zu erwarten.

5.5 iso-Propanol

5.5.1 Charakterisierung des Wirkstoffs

iso-Propanol (CAS-Nummer: 67-63-0) ist ebenfalls ein einwertiger, jedoch sekundärer Alkohol, d. h. dass zwei weitere Kohlenstoffatome an das C-Atom mit der Hydroxy-Gruppe gebunden sind. Im Gesundheitswesen wird iso-Propanol häufig als biozider Wirkstoff zur Händedesinfektion oder Flächendesinfektion verwendet. Ab einer Konzentration von 75 % ist er zur Händedesinfektion mit 3 ml in 30 s mit $\geq 5 \log_{10}$ meist ausreichend wirksam. In der Europäischen Norm 1500 zur Bestimmung der bakteriziden Wirksamkeit von Händedesinfektionsmitteln ist 60 % iso-Propanol der Referenzalkohol (2×3 ml über 2×30 s), mit dem sich ein Handelspräparat in der Wirksamkeit vergleichen muss [60].

iso-Propanol wurde 2015 in der Europäischen Union als biozider Wirkstoff anerkannt, u. a. für die Produktarten 1 (menschliche Hygiene), 2 (Desinfektionsmittel und Algenbekämpfungsmittel, die nicht für eine direkte Anwendung bei Menschen und Tieren bestimmt sind) und 4 (Lebens- und Futtermittelbereich) [46].

5.5.2 Entwicklung einer Toleranz gegenüber iso-Propanol

Fallbeispiel

In 2018 wurde über neuere Isolate des Bakteriums *Enterococcus faecium* berichtet, die gegenüber dem bioziden Wirkstoff iso-Propanol im Vergleich zu älteren Isolaten 10-fach weniger empfindlich geworden waren. Der Unterschied zeigte sich besonders gut bei einer Konzentration von 23 % iso-Propanol. Die Autoren vermuteten, dass

> die bakterizide Wirkung von iso-Propanol zur Händedes-
> infektion (z. B. 70 %) gegenüber den adaptierten Isolaten
> unzureichend sein könnte [104]. Doch neue Daten zeigen,
> dass in den üblicherweise verwendeten Konzentrationen
> von 60 % bzw. 70 % die Wirksamkeit des iso-Propanols
> gegenüber diesen Isolaten sehr gut ist [36].

Eine Studie weist nach, dass eine 24stündige Exposition gegenüber niedrigen Konzentrationen von iso-Propanol (bis zu 2,7 %) bei 6 Stämmen von *Escherichia coli* eine deutlich geringere Empfindlichkeit gegenüber iso-Propanol zur Folge hatte. Doch genauere Angaben ließen sich nicht in der Studie finden [44].

5.5.3 Entwicklung einer Kreuztoleranz gegenüber anderen bioziden Wirkstoffen

Kreuztoleranzen gegenüber anderen bioziden Wirkstoffen wurden mit iso-Propanol bislang nicht beschrieben.

5.5.4 Entwicklung einer Kreuztoleranz gegenüber Antibiotika

Auch Kreuztoleranzen zwischen iso-Propanol und Antibiotika wurden bislang nicht beschrieben.

5.5.5 Wirkung auf Biofilmbildung

Von *Listeria monocytogenes* wurde berichtet, dass eine Exposition gegenüber 2,5 % iso-Propanol die Zellen signifikant besser an Oberflächen anhaften lässt [39]. Eine verstärkende Wirkung auf die Biofilmbildung hatte iso-Propanol zwischen 1 % und 2 % auch auf *Staphylococcus epidermidis* [15]. In niedriger Konzentration (1–6 %) ist iso-Propanol in der Lage, die Biofilmbildung von *Staphylococcus epidermidis* signifikant zu erhöhen. Das gelang in 14 von 37 Stämmen [71]. Und ein bereits vorhandener *Staphylococcus epidermidis* oder *Staphylococcus aureus* Biofilm wurde durch eine 24 h Exposition mit 40 % bis 95 % iso-Propanol im Wachstum signifikant gefördert. Dabei war der Effekt stärker, wenn die Konzentration des iso-Propanols höher war [85]. Bei dem Hefepilz *Candida albicans* hingegen wurde nachgewiesen, dass 2 % iso-Propanol die Biofilmbildung hemmt [17].

5.5.6 Wirkung auf die Abwehrmechanismen der Bakterienzelle

Daten zum möglichen Einfluss von iso-Propanol auf die Abwehrmechanismen der Bakterienzellen wurden in der Fachliteratur nicht gefunden.

5.5.7 Kontaminierte Produkte bzw. Wirkstofflösungen

Für die üblicherweise verwendeten Wirkstoffkonzentrationen sind bislang keine Veröffentlichungen über kontaminierte Produkte oder Wirkstofflösungen beschrieben worden, die auf eine Anpassung der Bakterien oder Pilze an den Wirkstoff iso-Propanol hinweisen.

5.5.8 Zusammenfassende Bewertung

Iso-Propanol kann insgesamt als unkritisch hinsichtlich einer Toleranzentwicklung betrachtet werden, obwohl in

Australien einzelne neuere Isolate von *Enterococcus faecium* gegenüber 23 % iso-Propanol als weniger empfindlich beschrieben wurden. Der Wirkstoff ist wie Ethanol stark flüchtig und hat eine starke bakterizide Wirkung, wenn seine Konzentration für die vorgesehene Anwendung hoch genug ist. Auch eine ungünstige Auswirkung auf die Biofilmbildung ist wegen seiner Flüchtigkeit unter realen Anwendungsbedingungen nicht zu erwarten.

5.6 Natriumhypochlorit

5.6.1 Charakterisierung des Wirkstoffs

Natriumhypochlorit ist das Natriumsalz der hypochlorigen Säure, auch als Chlorbleichlauge bekannt (CAS-Nummer: 7681-52-9). Die antimikrobielle Wirkung kommt dabei vom aktiven Chlor. Als biozider Wirkstoff findet es vor allem zur Flächendesinfektion Anwendung. Eine bakterizide Wirkung von ≥ 5 $\log_{10}$ findet sich meist ab 0,5 % innerhalb von 30 min [61].

Aus Natriumhypochlorit freigesetztes Aktivchlor wurde 2017 in der Europäischen Union als biozider Wirkstoff anerkannt, u. a. für die Produktarten 1 (menschliche Hygiene), 2 (Desinfektionsmittel und Algenbekämpfungsmittel, die nicht für eine direkte Anwendung bei Menschen und Tieren bestimmt sind), 3 (Veterinärhygiene), 4 (Lebens- und Futtermittelbereich) und 5 (Trinkwasser) [48].

5.6.2 Entwicklung einer Toleranz gegenüber Natriumhypochlorit

In einigen Studien wurde untersucht, ob bzw. wie sich die Empfindlichkeit verschiedener Bakterienarten gegenüber niedrigen Konzentrationen von Natriumhypochlorit verändert. Insgesamt zeigte sich, dass bei Isolaten von 4 der 8 untersuchten Bakterienarten keine Verminderung der Empfindlichkeit feststellbar war, bei Isolaten von 4 Bakterienarten wurde hingegen eine geringe Verminderung der Empfindlichkeit beschrieben (bis zu 4-fach). Diese zeigte sich bei *Escherichia coli* (1,7-fach), *Staphylococcus aureus* (1,7-fach), *Listeria monocytogenes* (2-fach) und *Salmonella enterica* ($\leq$3,5-fach). Bei keiner Bakterienspezies kam es zu einer starken Verminderung der Empfindlichkeit (>4-fach) [61]. Auch an den Eintrittsstellen von Kathetern für eine ambulante Peritonealdialyse, die immer wieder mit Natriumhypochlorit behandelt wurden, fanden sich über 6 Monate hinweg keine Toleranzen bei 13 Koagulase-negativen *Staphylococcus* spp. [79]. Eine relevante Toleranzbildung gegenüber dem Wirkstoff ist folglich bei Natriumhypochlorit unwahrscheinlich.

5.6.3 Entwicklung einer Kreuztoleranz gegenüber anderen bioziden Wirkstoffen

Vereinzelt wurden Kreuztoleranzen gegenüber anderen bioziden Wirkstoffen beschrieben. An einem *Escherichia coli* Stamm konnte nachgewiesen werden, dass eine Kreuztoleranz gegenüber Wasserstoffperoxid schon nach einer Stunde Exposition gegenüber 0,3 mg/l Natriumhypochlorit ausgelöst werden kann [30]. Zwei *Listeria monocytogenes* Isolate zeigten nach der Exposition gegenüber subletalem Natriumhypochlorit eine Toleranz gegenüber Benzalkoniumchlorid, einer anderen quartären Ammoniumverbindung sowie einem Alkylamin [84].

5.6.4 Entwicklung einer Kreuztoleranz gegenüber Antibiotika

Gegenüber einzelnen Isolaten oder Stämmen weniger Spezies wurde nach Exposition gegenüber subletalen Konzentrationen von Natriumhypochlorit eine neue Resistenz gegenüber verschiedenen Antibiotika festgestellt. Ein Isolat war somit vor der Exposition „sensibel", nach der Exposition hingegen „resistent" gegenüber dem Antibiotikum. Diese Beispiele finden sich in Tab. 5.7.

Eine erhöhte Toleranz gegenüber zahlreichen Antibiotika (Ampicillin, Gentamicin, Polymyxin, Ciprofloxacin, Rifampicin, Clarithromycin, Chloromycetin, Tetracyclin, Terramycin) wurde für einen *Escherichia coli* Stamm beschrieben, der bis zu 24 h subletalen Konzentrationen von Natriumhypochlorit ausgesetzt wurde [80]. Und aus dem Abwasser gelang es, 22 verschiedene Bakterienarten nach der Behandlung mit Natriumhypochlorit zu untersuchen, bei denen es eine schwache aber signifikante Kreuztoleranz zwischen Natriumhypochlorit und Tetracyclin, Sulfamethoxazol und Amoxicillin gab, jedoch nicht mit Ciprofloxacin. Diese Ergebnisse wurden als Hinweis gewertet, dass Bakterien mit einer Toleranz gegenüber Natriumhypochlorit wahrscheinlich auch tolerant gegenüber Antibiotika sein können [69]. Und doch:

Tab. 5.7 Beispiele für neu aufgetretene Antibiotika-Resistenzen bei Bakterienspezies, die durch Exposition gegenüber subletalen Konzentrationen von Natriumhypochlorit hervorgerufen wurden

Spezies	Vereinzelt Resistenz gegenüber
Escherichia coli	Spectinomycin, Ampicillin-Sulbactam, Nalidixinsäure [14]
Salmonella enterica	Gentamicin und Amikacin (bei 4 von 10 Isolaten), Ceftazidime und Tobramycin (bei 3 von 10 Isolaten) [92]

An 1632 klinischen *Staphylococcus aureus* Isolaten wurde keine Korrelation zwischen der Empfindlichkeit gegenüber Natriumhypochlorit und verschiedenen klinisch relevanten Antibiotika festgestellt [97].

Nur wenige Erkenntnisse sind vorhanden hinsichtlich eines möglichen Resistenztransfers. Doch für *Bacillus subtilis* wurde nach einer Exposition gegenüber 0,125 % Natriumhypochlorit für 2 h nachgewiesen, dass ein bestimmtes mobiles genetisches Element (Transposon Tn916) nicht besser auf andere Zellen der gleichen Bakterienart übertragbar ist. Mit diesem Transposon werden auch zahlreiche Antibiotikaresistenzen weitergegeben [110]. An einem *Escherichia coli* Stamm wurde gezeigt, dass der Transfer eines Plasmids durch Konjugation bei einer Konzentration von Natriumhypochlorit zwischen 0,3 und 0,5 mg/l über 6 h sogar sehr stark reduziert werden kann, was bei niedrigeren Konzentrationen nicht gelang [81]. Antibiotikaresistenzgene werden auch über Plasmide zwischen den Bakterienspezies übertragen, sodass hier ein nutzbringender Effekt für Natriumhypochlorit gezeigt werden konnte.

Natriumhypochlorit kann sogar in gewissem Umfang die Anzahl von Antibiotikaresistenzgenen reduzieren. Dieser Effekt wurde beispielsweise im Abwasser nachgewiesen, wo die Anzahl von drei bestimmten Resistenzgenen (sul1, blaTEM, blaCTX-M) nach 3-minütiger Behandlung mit 10 mg/l freiem Chlor auf etwa ein Zehntel reduziert wurde. Das Plasmid pB10 mit Antibiotikaresistenzen von einem *Escherichia coli* wurde durch die 15-minütige Behandlung mit 15 mg/l freiem Chlor auf etwa ein Zehntel reduziert [98]. Es gibt sogar ein weiteres Beispiel. Verschiedene Bakterienspezies mit einer Resistenz gegenüber Tetracyclin waren durch eine 10 min Behandlung mit 0,5 mg/l aktivem Chlor sehr stark reduziert worden (>5 $\log_{10}$-Stufen). Parallel dazu ließ sich die Anzahl der Kopien des tet(W)-Gens deutlich weniger reduzieren, meist nur bis zu 0,9 $\log_{10}$. Nur bei den Bakterienspezies *Acinetobacter* (1,8 $\log_{10}$) und *Chryseobacterium* (4,0 $\log_{10}$) war die Reduktion stärker [122]. Insgesamt wurde im Abwasser nachgewiesen, dass mit höherer Konzentration von Natriumhypochlorit die Zahl von Antibiotika-Resistenzgenen linear abnimmt [130].

5.6.5 Wirkung auf Biofilmbildung

An 5 Isolaten von *Enterococcus faecalis* wurde untersucht, ob subletale Konzentrationen von Natriumhypochlorit die Biofilmbildung beeinflussen können. Bei 4 der Isolate war die Biofilmbildung nach 2 Tagen Exposition signifikant niedriger, bei einem Isolate signifikant höher [129]. Gegenüber Hefepilzen führte Natriumhypochlorit in Abhängigkeit von der Konzentration zu einer Reduktion der Biofilmbildung, nachgewiesen an *C. orthopsilosis, C. albicans* und *C. parapsilosis* [105].

Ein *Staphylococcus aureus* Isolat von einem Geflügel-Hamburger zeigte hingegen eine deutlich stärkere Biofilmbildung nach Exposition gegenüber subletalem Natriumhypochlorit [12]. Bei einem *Escherichia coli* Stamm wurde die Biofilmbildung nach mehreren Behandlungen mit immer höheren Konzentrationen von Natriumhypochlorit ebenfalls deutlich angeregt [14]. Und an *Salmonella typhimurium* war die niedrigere Toleranz gegenüber Natriumhypochlorit mit einer 2,6-fach stärkeren Biofilmbildung assoziiert [13].

5.6.6 Wirkung auf die Abwehrmechanismen der Bakterienzelle

An einem *Listeria monocytogenes* Stamm wurde gezeigt, dass nach 48 Stunden Natriumhypochlorit Exposition bestimmte Virulenzgene weniger aktiv sind, über die die Herstellung zelleigener Substanzen gesteuert wird, um für einen Wirt gefährlicher („virulenter") zu sein [68]. Eine bemerkenswerte Veränderung zeigten Zellen von *Escherichia coli,* die über 24 h subletalen Konzentrationen von Natriumhypochlorit ausgesetzt wurden. Ein Teil der Bakterienzellen (ca. 100.000 pro ml) ging in den sogenannten VBNC-Status über („viable but not culturable"), d. h. dass die Zellen immer noch lebten, aber mit den üblichen Kulturverfahren nicht mehr nachweisbar waren. Wenn man diese Bakterienzellen versuchte nachzuweisen, konnte man sie im Kulturverfahren nicht finden und nahm an, dass diese abgetötet waren. In Wirklichkeit jedoch waren sie noch immer lebendig und vorhanden [80].

5.6.7 Kontaminierte Produkte bzw. Wirkstofflösungen

Kontaminierte Produkte oder Wirkstofflösungen wurden bislang nicht beschrieben, die auf eine reduzierte Empfindlichkeit der Bakterien oder Pilze gebenüber Natriumhypochlorit hinweisen.

5.6.8 Zusammenfassende Bewertung

Natriumhypochlorit zeichnet sich dadurch aus, dass bislang keine starken Anpassungsreaktionen bei Bakterien beobachtet wurden, die zu einer eingeschränkten bakteriziden Wirkung gegenüber solchen Isolaten führen würde. Vereinzelt wurden Kreuztoleranzen gegenüber bioziden Wirkstoffen und einzelnen Antibiotika nachgewiesen, vor allem bei Gram-negativen Spezies. Ein Transfer mobiler genetischer Elemente mit Resistenzen wurde entweder nicht gefördert oder sogar stark reduziert. Und im Abwasser kann Natriumhypochlorit Resistenzgene in gewissem Maß reduzieren. Seine Wirkung auf die Biofilmbildung lässt kein einheitliches Bild erkennen. Manche Spezies werden zur Biofilmbildung angeregt, andere hingegen werden dabei gehemmt. Insgesamt zeigt Natriumhypochlorit nur ein geringes Risiko, Resistenzen gegenüber bioziden Wirkstoffen bzw. Antibiotika zu fördern.

5.7 Wasserstoffperoxid

5.7.1 Charakterisierung des Wirkstoffs

Wasserstoffperoxid (CAS-Nummer: 7722-84-1) ist eine weitgehend stabile Verbindung aus Wasserstoff und Sauerstoff. Es ist das einfachste Peroxid, eine schwache Säure und gegenüber den meisten Stoffen ein starkes Oxidationsmittel. Es zerfällt mit der Zeit in Wasser und Sauerstoff. Verschiedene Enzyme wie Katalasen oder Peroxidasen beschleunigen diesen Zerfall. Seine Anwendung als biozider Wirkstoff ist vor allem zur Flächendesinfektion. Seine bakterizide Wirkung von ≥ 5 $\log_{10}$ entfaltet sich meist bei 0,5 % in 30 min [58].

Wasserstoffperoxid wurde 2015 in der Europäischen Union als biozider Wirkstoff anerkannt, u. a. für die Produktarten 1 (menschliche Hygiene), 2 (Desinfektionsmittel und Algenbekämpfungsmittel, die nicht für eine direkte Anwendung bei Menschen und Tieren bestimmt sind), 3 (Veterinärhygiene), 4 (Lebens- und Futtermittelbereich) und 5 (Trinkwasser) [47].

5.7.2 Entwicklung einer Toleranz gegenüber Wasserstoffperoxid

Aus einigen Studien geht hervor, ob bzw. wie stark sich die Empfindlichkeit verschiedener Bakterienarten gegenüber niedrigen Konzentrationen von Wasserstoffperoxid verändert. Dabei zeigte sich, dass an Isolaten von insgesamt 8 Bakterienarten bei 5 von ihnen keine Verminderung der Empfindlichkeit feststellbar ist, bei Isolaten von 3 Bakterienarten wurde hingegen eine geringe Verminderung der Empfindlichkeit nachgewiesen (bis zu 4-fach). Diese zeigte sich bei *Escherichia coli* ($\leq$2-fach), *Listeria monocytogenes* (2-fach) und *Salmonella typhimurium* ($\leq$4-fach). Bei keiner Bakterienspezies kam es zu einer starken Verminderung der Empfindlichkeit (>4-fach) [58].

An einem Stamm des Hefepilzes *Saccharomyces cerevisiae* wurde nach nur einer Stunde Behandlung mit subletalem Wasserstoffperoxid eine reduzierte Empfindlichkeit gegenüber dem Wirkstoff nachgewiesen [38].

Eine erhöhte Toleranz gegenüber Wasserstoffperoxid wird bei Bakterien und Hefepilzen vor allem mit dem Vorhandensein und der Aktivität von zwei Enzymen erklärt, den Katalasen und Peroxidasen. Beide Enzyme können Wasserstoffperoxid abbauen. Im Montagewerk der Phoenix-Sonde für die Marsmission im Jahr 2007 wurden beispielsweise *Acinetobacter* spp. Isolate nachgewiesen, die eine sehr starke Katalase-Aktivität zeigten und somit gegenüber 0,34 % Wasserstoffperoxid innerhalb von einer Stunde keine Reduktion ihrer Bakterienzahl aufwiesen. Diese Isolate waren resistent gegenüber Wasserstoffperoxid [24].

Verschiedene Resistenzgene sind bekannt, über die eine reduzierte Empfindlichkeit gegenüber Wasserstoffperoxid vermittelt wird. Das katA-Gen findet sich unter anderem in Isolaten von *Serratia* spp., *Bacillus subtilis* und *Pseudomonas aeruginosa*. Das katE-Gen und das katG-Gen lassen sich unter anderem in Isolaten von *Acinetobacter baumannii* und *Acinetobacter nosocomialis* nachweisen. Das oxyR-Gen wurde bereits bei Bakterienarten wie *Serratia* spp., *Listeria monocytogenes* sowie *Escherichia coli* nachgewiesen [58].

5.7.3 Entwicklung einer Kreuztoleranz gegenüber anderen bioziden Wirkstoffen

Kreuztoleranzen gegenüber anderen bioziden Wirkstoffen wurden bislang kaum beschrieben. Nach der Exposition gegenüber subletalen Konzentrationen von Wasserstoffperoxid erwies sich ein *Escherichia coli* Stamm als weniger empfindlich gegenüber der unterchlorigen Säure [30]. Das Natriumsalz dieser Säure ist das Natriumhypochlorit. An *Escherichia coli* wurde eine weitere Kreuztoleranz gegenüber Formaldyhd und Glutaraldehyd nachgewiesen [96]. An einem Isolat des Hefepilzes *Saccharomyces cerevisiae* zeigte sich eine Kreuztoleranz gegenüber 20 % Ethanol [116].

5.7.4 Entwicklung einer Kreuztoleranz gegenüber Antibiotika

Kreuztoleranzen zwischen Wasserstoffperoxid und Antibiotika wurden bislang kaum beschrieben. Ein *Escherichia coli* Stamm wies nach Exposition gegenüber subletalem Wasserstoffperoxid eine neue Resistenz gegenüber Ampicillin auf, die jedoch nicht stabil war. In der gleichen Studie wurde auch ein *Staphylococcus aureus* Stamm beschrieben, der eine neue Resistenz gegenüber Ciprofloxacin zeigte, die ebenfalls nicht stabil war [126]. Die Bedeutung einer labilen Resistenz gegenüber antibiotischen Wirkstoffen ist wegen ihrer möglichen Rückbildung zur ursprünglichen Empfindlichkeit derzeit jedoch unklar.

5.7.5 Wirkung auf Biofilmbildung

Von einigen Hefepilzen wie *Candida albicans*, *Candida orthopsilosis* und *Candida parapsilosis* wurde beschrieben, dass Wasserstoffperoxid in bestimmten Konzentrationen die Biofilmbildung reduziert [105]. Auch mit *Staphylococcus epidermidis* wurde in einer Studie eine Reduktion der Biofilmbildung durch Wasserstoffperoxid nachgewiesen [37]. Bei anderen Spezies wurde eine Erhöhung der Biofilmbildung durch Wasserstoffperoxid beobachtet, wie bei Isolaten von *Staphylococcus epidermidis* [15], *Pseudomonas aeruginosa* [106] sowie *Streptococcus parasanguinis* [29].

5.7.6 Wirkung auf die Abwehrmechanismen der Bakterienzelle

An einem *Escherichia coli* Stamm wurde gezeigt, dass dieser nach Behandlung mit subletalem Wasserstoffperoxid das *oxyR*-Gen verstärkt aktiviert [30]. Virulenzgene von *Listeria monocytogenes* wurden nach Exposition gegenüber subletalen Konzentrationen von Wasserstoffperoxid nach unten reguliert [68]. Somit können diese Bakterien nur noch eine schwächere Schädigung am Wirtsorganismus auslösen, wie im Falle einer Infektion am Menschen. An dem Hefepilz *Saccharomyces cerevisiae* konnte nachgewiesen werden, dass die Behandlung mit niedrigen Wasserstoffperoxid-Konzentrationen die Katalase-Aktivität anregt [33].

5.7.7 Kontaminierte Produkte bzw. Wirkstofflösungen

Kontaminierte Produkte oder Wirkstofflösungen, die auf eine Anpassung der Bakterien oder Pilze an Wasserstoffperoxid hinweisen, wurden bislang nicht beschrieben.

5.7.8 Zusammenfassende Bewertung

Mit Wasserstoffperoxid wurden bislang keine starken Anpassungsreaktionen bei Bakterien beobachtet, die zu einer eingeschränkten bakteriziden Wirkung gegenüber solchen Isolaten führen würde. Vereinzelt wurden Kreuztoleranzen gegenüber bioziden Wirkstoffen beschrieben, stabile Kreuzresistenzen gegenüber Antibiotika sind bislang nicht bekannt. Bestimmte Resistenzgene können über zelluläre Mechanismen Wasserstoffperoxid schnell unwirksam machen. Seine Wirkung auf die Biofilmbildung lässt kein einheitliches Bild erkennen. Manche Spezies werden zur Biofilmbildung angeregt, andere hingegen werden dabei gehemmt. Insgesamt zeigt Wasserstoffperoxid nur ein geringes Risiko, Resistenzen gegenüber bioziden Wirkstoffen bzw. Antibiotika zu fördern.

6

Bewertung der antimikrobiellen Wirkung von Hygiene-Produkten

Zahlreiche Hygiene-Produkte weisen laut Hersteller eine eigene, sogar quantifizierte Wirkung gegen Bakterien auf (99,9 %). Das entspricht einer Reduktion um 3 $\log_{10}$-Stufen. Das ist durchaus plausibel, wenn man die bioziden Wirkstoffe betrachtet, die sich in diesen Produkten finden lassen. Wie ist dieses Ausmaß an bakterizider Wirkung einzuschätzen?

Zunächst fällt auf, dass die Darstellung zur Wirksamkeit seitens der Hersteller in der Regel ohne Angabe der Prüfmethode erfolgt, nach der diese Wirksamkeit bestimmt wurde. In diesen Fällen kann man also nur spekulieren, ob die 3, 4 oder 5 $\log_{10}$-Stufen in Suspensionsversuchen oder in praxisnahen Versuchen ermittelt wurden. Man kann nur vermuten, dass hier eher Daten aus Suspensionsversuchen zugrunde gelegt wurden, da diese Untersuchungen relativ einfach durchzuführen sind und im Vergleich zu praxisnahen Versuchen günstiger sind. In diesem Fall bliebe unklar, ob die vom

© Springer-Verlag GmbH Deutschland,
ein Teil von Springer Nature 2020
G. Kampf, *Hygiene-Reiniger im Haushalt,*
https://doi.org/10.1007/978-3-662-59726-2_6

Hersteller prominent angegebene Wirksamkeit auch unter praxisnahen Bedingungen erzielt werden kann, wenn also das Produkt seine antimikrobielle Wirkung auf Händen oder Flächen entfalten soll. Man kann auch vermuten, dass die Angabe zum Nachweis dieser Wirksamkeit eher aufgrund eines einzigen Gutachtens erfolgt.

Doch es gibt einzelne Produkte, die mit dem Hinweis versehen sind, dass sie vom Verbund für Angewandte Hygiene (VAH) zertifiziert sind. Diese Information macht einen wichtigen Unterschied. Das liegt daran, dass zur Zertifizierung durch den VAH sowohl Daten aus Suspensionsversuchen als auch aus praxisnahen Versuchen vorliegen müssen. Und es müssen mindestens zwei unabhängige Gutachten zur Bewertung der Wirksamkeit vorhanden sind. Für den Anwender birgt das zwei Vorteile. Einerseits kann er darauf vertrauen, dass die Wirkung auch unter praxisnahen Bedingungen den Anforderungen genügt. Und das Ergebnis dieser Prüfung war reproduzierbar. Man weiß, dass es bei biologischen Prüfungen immer zu Variationen im Ergebnis kommen kann [66]. Wenn eine ausreichende Wirksamkeit im Labor A erzielt werden konnte, ist das noch längst keine Gewähr dafür, dass im Labor B das gleiche Ergebnis sicher erzielt werden wird. Es ist also durchaus vorstellbar, dass ein Produkt in mehreren Labors geprüft wird und am Ende das für den Hersteller günstigste Ergebnis für Marketingzwecke verwendet wird. Durch das VAH-Zertifikat mit zwei Gutachten pro Claim gibt es zumindest mehr Sicherheit hinsichtlich der zu erwartenden antimikrobiellen Wirksamkeit.

In der Europäischen Union sind die Anforderungen an die Wirksamkeit von Desinfektionsmitteln für die drei Bereiche Humanmedizin, Veterinärmedizin sowie Lebensmittel, Industrie, Haushalt und öffentliche Einrichtungen festgelegt. Der Bereich Humanmedizin umfasst medizinisch anerkannte Indikationen zur Anwendung von Desinfektionsmitteln bei der Patientenversorgung. Das schließt bestimmte Anwendungen im häuslichen Bereich ein, beispielsweise in der ambulanten Pflege. Der Bereich Lebensmittel, Industrie, Haushalt und öffentliche Einrichtungen gilt für alle Produkte, in denen eine Desinfektion nicht medizinisch angezeigt ist, unter anderem in Wohnungen, Hotels oder Büros. Desinfektionsmittel im Bereich der Humanmedizin, wie auch im Bereich Lebensmittel, Industrie, Haushalt und öffentliche Einrichtungen müssen innerhalb der europäischen Union in Laborversuchen (Suspensionsversuchen) die Zellzahl von Bakterienarten um mindestens 5 $\log_{10}$-Stufen innerhalb der Einwirkzeit abtöten, die der späteren Produktanwendung entspricht. Wenn ein Flächendesinfektionsmittel 5 min einwirken soll, dann muss die Mindestwirkung von 5 $\log_{10}$-Stufen innerhalb dieser Einwirkzeit nachgewiesen werden. Das Gleiche gilt für ein Händedesinfektionsmittel, dass 30 s auf den Händen verrieben werden soll [31]. Lediglich für antimikrobielle Seifen, die einen biociden Wirkstoff enthalten und nach der Anwendung wieder mit Wasser abgespült werden, gilt im Bereich Humanmedizin eine Reduktion um mindestens 3 $\log_{10}$-Stufen als ausreichend, da die Waschung allein die Bakterienzahl bereits um ca. 2 $\log_{10}$ reduziert.

Legt man die europäischen Anforderungen an die Wirksamkeit von Desinfektionsmitteln zugrunde, dann ist die Wirksamkeit vieler Produkte mit einer 3 $\log_{10}$ Wirkung gegen Bakterien deutlich schwächer und im Hinblick auf die Anforderungen der EN 14885 unzureichend, sowohl für den Professionalbereich (z. B. zur ambulanten Pflege im häuslichen Umfeld) wie auch im Haushalt bei Anwendungen, die nicht medizinisch indiziert sind.

Ein weiterer Aspekt kommt hinzu. Einzelne Hersteller bieten getränkte Tücher zur Desinfektion der Hände an. Die Mehrzahl dieser Desinfektionstücher basiert auf Alkoholen als Wirkstoff, doch teilweise finden sich darin auch Substanzen wie Benzalkoniumchlorid. Hier gilt es besonders achtsam zu sein. Denn einerseits lässt der Nachweis der Wirksamkeit im Suspensionsversuch nicht unbedingt einen Rückschluss auf die Wirksamkeit auf den Händen zu. Darüber hinaus war es früher üblich, die frisch hergestellte Produktlösung zu prüfen, und nicht die aus dem getränkten Tuch gewonnene Produktlösung. Letztere Vorgehensweise kann für manche Wirkstoffe durchaus einen relevanten Unterschied machen, denn Substanzen wie Benzalkoniumchlorid können an bestimmte Tuchmaterialien binden, Alkohole hingegen nicht. Von Tüchern zur Flächendesinfektion weiß man, dass bis zu 70 % eines Wirkstoffs wie Benzalkoniumchlorid an bestimmte Fasermaterialien binden [8]. Die Lösung aus dem getränkten Tuch wird, je nach Art des Fasermaterials, deutlich weniger Wirkstoff enthalten können und in diesem Fall schwächer wirken. Deshalb wird seit kurzem auch verlangt, dass Prüfungen getränkter Tücher zur Desinfektion grundsätzlich mit der Lösung durchgeführt werden, die aus dem Fertigprodukt durch Auswringen gewonnen wurde [26]. Ein weiterer Nachteil getränkter Tücher ist ihre im Vergleich zu Lösungen geringe Wirksamkeit [100]. Es ist weiterhin zweifelhaft, wie gut mit diesen Tüchern die Hände bzw. die für Übertragungen wichtigen Fingerkuppen vollständig benetzt werden können. Aus diesen Gründen gelten getränkte Tücher zur Desinfektion der Hände in der Patientenversorgung derzeit als ungeeignet [25].

Schließlich kann die Wirkung von Hygiene-Produkten für die Hände noch mit dem Händewaschen verglichen werden. Betrachtet man zunächst einige Flüssigseifen, Handwaschschäume und Cremeseifen („stark gegen Bakterien“), dann ist anzunehmen, dass diese keine Reduktion der Bakterien um 99,9 % erreichen. Diese Vermutung ist auch deshalb naheliegend, da aus der Zusammensetzung der Produkte hervorgeht, dass keine üblichen bioziden Wirkstoffe enthalten sind. Doch was könnte mit „stark gegen Bakterien" gemeint sein, wenn die Waschlotion in Ermangelung biozider Wirkstoffe selbst keine eigene bakterizide Wirkung aufweist? Das Waschen der Hände mit Wasser und einfacher Seife ist in der Lage, transiente (also vorübergehend vorhandene, nicht-residente) Bakterien auf den Händen deutlich zu reduzieren. In diesem Fall handelt es sich tatsächlich um eine Entfernung, da diese durch den Waschvorgang von den Händen abgespült werden. Mit dem Darmbakterium *Escherichia coli* wurden zahlreiche Versuche unternommen, dieses von künstlich kontaminierten Händen durch das Händewaschen wieder zu entfernen. Es zeigte sich, dass eine Entfernung zwischen 0,5 und 3,3 $\log_{10}$ zu erreichen ist. Die geringste Reduktion von 0,5 $\log_{10}$ fand sich nach 10 s Waschen, gefolgt von 0,6–1,7 $\log_{10}$ nach 15 s, 1,4–3,0 $\log_{10}$ nach 30 s und 2,6–3,2 $\log_{10}$ nach 1 min [50]. Andere Bakterienarten bzw. einige Viren lassen sich in etwa gleichem Ausmaß durch das Händewaschen reduzieren [50]. Das Waschen der Hände einschließlich des Abspülens ist also „stark gegen Bakterien". Die Flüssigseifen, Handwaschschäume und Cremeseifen allein haben unter realen Anwendungsbedingungen mit großer Wahrscheinlichkeit keine relevante eigene abtötende Wirkung gegen Bakterien.

7

In welchen Situationen ist eine Desinfektion zuhause sinnvoll?

Inhaltsverzeichnis

Eine routinemäßige Anwendung von Desinfektionsmitteln, Biozidprodukten, Reinigern mit bioziden Wirkstoffen oder sonstigen antimikrobiell wirksamen Produkten ist aus den vorher genannten Gründen im Haushalt grundsätzlich abzulehnen. Sie können die Darmflora von Säuglingen ungünstig beeinflussen, sie können bei Säuglingen zu Übergewicht führen, sie können in subletaler Konzentration zu

© Springer-Verlag GmbH Deutschland,
ein Teil von Springer Nature 2020
G. Kampf, *Hygiene-Reiniger im Haushalt,*
https://doi.org/10.1007/978-3-662-59726-2_7

einer Toleranz gegenüber dem bioziden Wirkstoff selbst, anderen bioziden Wirkstoffen sowie sogar einzelnen Antibiotika führen, sie können vereinzelt die Übertragung von Genen für Antibiotikaresistenzen auf andere Bakterienarten fördern und Pumpen in der Bakterienmembran aktivieren, die biozide Wirkstoffe bzw. teilweise auch Antibiotika aktiv aus der Bakterienzelle schleusen. Da diese Wirkstoffe auch in der Versorgung schwerkranker Patienten eingesetzt werden und man es sich hier nicht leisten kann, dass die Wirkstoffe durch mikrobielle Anpassungsreaktionen unzureichend wirksam werden, sollte ihr Einsatz den Bereichen vorbehalten bleiben, in denen durch ihre Anwendung tatsächlich Infektionen verhindert werden. Ein Nutzen im Sinne der Prävention von Infektionen ist für die routinemäßige häusliche Anwendung von Desinfektionsmitteln, Biozidprodukten, Reinigern mit bioziden Wirkstoffen oder sonstigen antimikrobiell wirksamen Produkten nicht zu erwarten. „Damit Sie sich geschützt fühlen", wie ein Hersteller seinen eigenen Anspruch beschreibt, reicht einfach nicht aus. Bei Betrachtung der bekannten Risiken geht es hier um deutlich mehr als ein Gefühl. Also: Finger weg von dieser Produktklasse für die routinemäßige Anwendung zuhause!

Und doch gibt es Situationen, in denen eine gezielte Anwendung von Desinfektionsmitteln auch zuhause sinnvoll sein kann, um Infektionen zu verhindern. Einige Beispiele sind nachfolgend beschrieben.

7.1   Personen mit Infektionen

Wenn Haushaltmitglieder an übertragbaren Infektionen leiden, sollte nach Möglichkeit die Übertragung auf andere Haushaltsmitglieder vermieden werden. Dazu ist es wichtig, diese Infektionskrankheiten und ihre Übertragungswege zu kennen.

7.1.1 Infektiöse Gastroenteritis

Personen mit infektiösem Brechdurchfall (Gastroenteritis) können das Virus bzw. Bakterium schnell auf andere Haushaltsmitglieder übertragen. Eine häufige Ursache sind nach Angaben des Robert Koch-Instituts Noroviren. Im Jahr 2018 wurden den Gesundheitsämtern insgesamt 77.583 Fälle gemeldet. Somit war die Norovirus-Infektion die häufigste meldepflichtige Gastroenteritis in Deutschland. An zweiter Stelle finden sich mit 67.872 gemeldeten Fällen die Campylobacter-Infektionen, gefolgt von 23.603 Rotavirus-Infektionen, 13.529 Salmonellosen, 2226 EHEC-Infektionen und 675 Shigellosen [109].

7.1.2 Atemweginfektionen

Die häufigste meldepflichtige Atemweginfektion ist die Virusgrippe („Influenza") mit 274.242 gemeldeten Fällen in 2018. Keuchhusten war mit insgesamt 12.907 Fällen seltener, die Legionellose mit insgesamt 1443 Fällen noch seltener [109]. Darüber hinaus treten immer wieder nicht-meldepflichtige Atemweginfektionen auf wie beispielsweise die banale Erkältung (beispielsweise durch Rhinoviren) oder die bakterielle Nasennebenhöhlenentzündung (Sinusitis). Auch diese Atemweginfektionen können im Haushalt auf andere Familienmitglieder übertragen werden.

7.1.3 Übertragungswege

Infizierte tragen den Krankheitserreger häufig an den eigenen Händen. So findet man beispielsweise in bis zu 65 % der Personen mit einer Erkältung Rhinoviren an ihren Händen [41]. Das Rotavirus ist bei Infektionen sogar noch häufiger

Tab. 7.1 Übertragbarkeit verschiedener Krankheitserreger von künstlich kontaminierten Händen auf weitere Hände durch direkten Kontakt

Krankheitserreger	Dauer des Händekontakts	Übertragener Anteil (%)
Rhinovirus	5–10 s	0,7–71
Hepatitis A Virus	10 s	0,2–26,8[a]
Rotavirus	10 s	2,8–6,6[a]
Escherichia coli	2 min Hände schütteln	<0,1

[a]je nach Dauer des Antrocknens der Viren (höhere Übertragungsrate bei kurzem Antrocknen) [51]

an den Händen der Patienten nachweisbar [4]. Von diesen infizierten Personen kann ein Teil der Krankheitserreger über einen Händekontakt direkt auf andere Haushaltmitglieder oder Besucher übertragen werden. In Laborversuchen hat man immer wieder untersucht, wie gut die verschiedenen Mikroorganismen von künstlich kontaminierten Händen auf weitere Hände übertragen werden können. Es zeigte sich, dass die Krankheitserreger unterschiedlich gut auf weitere Hände übertragbar sind (Tab. 7.1).

Die Erkenntnisse mit dem Hepatitis A Virus und dem Rotavirus zeigen, dass ein längeres Antrocknen auf den Händen mit einer niedrigeren Übertragbarkeit korreliert. Verschiedene transiente Mikroorganismen können nicht sehr lange auf den Händen überleben (Tab. 7.2). Sie gehören nicht zur natürlichen Flora der Haut und stehen deshalb in Konkurrenz zur residenten Flora um Nährstoffe. Bestimmte Viren wie das Rotavirus bzw. das Rhinovirus scheinen länger auf den Händen überleben zu können als Influenzaviren oder Bakterien.

Infizierte Personen können die Krankheitserreger auf unbelebte Flächen und Gegenstände verteilen, sowohl durch die Tröpfchen beim Husten oder Niesen, durch Händekontakt als auch durch das Erbrechen und den Durchfall.

Tab. 7.2 Überlebensdauer verschiedener Krankheitserreger auf künstlich kontaminierten Händen [51]

Krankheitserreger	Dauer des Überlebens
Rotavirus	>4 h
Rhinovirus	1–3 h
Staphylococcus aureus	≥150 min
Klebsiella spp.	2–150 min
Salmonella spp.	≤60 min
Escherichia coli	4–60 min
Influenza A Virus	2–60 min
Pseudomonas aeruginosa	5–30 min

Praxistipp

Husten und niesen Sie deshalb nie in die Hände, sondern in die Ellenbeuge. Das führt zu einer deutlich geringeren Kontamination der eigenen Hände.

Von den kontaminierten Flächen aus kann es nun zu einer indirekten Übertragung der Infektion kommen, in dem ein anderes Haushaltsmitglied zunächst die kontaminierten Flächen mit den eigenen Händen berührt und später das eigene Gesicht samt Nase bzw. Mund. Eine Studie an Studenten zeigte, dass diese ihr Gesicht im Mittel 23 × pro h berühren. Von insgesamt 2346 beobachteten Berührungen entfielen 56 % auf die Haut. In 44 % der Fälle wurden Schleimhäute berührt, am häufigsten der Mund mit 36 %, gefolgt von der Nase mit 31 %, den Augen mit 27 % und der Kombination aller drei mit 6 % [76]. Beobachten Sie sich einfach mal selbst, wie oft Sie mit den Händen das Gesicht berühren. Oder beobachten Sie Ihren Partner. Sie werden überrascht sein. Doch wie lange können Krankheitserreger auf Flächen überleben? Eine Übersicht dazu ist in Tab. 7.3 dargestellt.

Tab. 7.3 Überlebensdauer verschiedener Krankheitserreger auf künstlich kontaminierten Flächen [73]

Krankheitserreger	Dauer des Überlebens
Escherichia coli	1,5 h–16 m
Salmonella spp.	6 h–4,2 y
Staphylococcus aureus	7 d–7 m
Rotavirus	6–60 d
Rhinovirus	2 h–7 d
Norovirus	8 h–7 d
Influenzavirus	1–2 d

Man erkennt sehr schnell, dass viele Krankheitserreger auf unbelebten Flächen länger überlegen können als auf der Haut. Somit können kontaminierte Flächen noch länger ein Reservoir darstellen, von dem aus sich die Viren oder Bakterien übertragen lassen. Doch wie gut lassen sich diese von kontaminierten Flächen auf Hände übertragen? In Tab. 7.4 sind einige Beispiele aufgeführt.

Insgesamt wird durch kurze Kontakte der Hände mit kontaminierten Flächen nur ein kleiner Anteil der Krankheitserreger auf die Hände übertragen, meist weniger als 1 %. Lediglich Influenzaviren lassen sich selbst in nur 3 s zu einem Drittel auf die Hände übertragen.

Tab. 7.4 Übertragbarkeit verschiedener Krankheitserreger von künstlich kontaminierten Flächen auf Hände durch direkten Kontakt

Krankheitserreger	Dauer des Hände-kontakts (s)	Übertragener Anteil (%)
Pseudomonas aeruginosa	10	0,4
Escherichia coli	10	0,5
Rhinovirus	5	0,7
Rotavirus	10	1,6–16,8[a]
Influenza A Virus	3	31,6

[a]je nach Dauer des Antrocknens der Viren (höhere Übertragungsrate bei kurzem Antrocknen) [51]

7.1.4 Prävention der Übertragung

Bei Infektionen der Atemwege bzw. des Magen-Darm-Traktes können somit im häuslichen Umfeld sowohl die Hände der infizierten Person als auch unbelebte Flächen mit dem Krankheitserreger kontaminiert sein. Deshalb ist es sinnvoll, dass sich die infizierte Person vor direktem Kontakt mit gesunden Personen entweder die Hände gründlich mit Wasser und Seife für mindestens 20 s wäscht oder eine Händedesinfektion über 30 s durchführt. Gesunde Personen sollten das Gleiche nach dem direkten Kontakt mit der infizierten Person bzw. mit kontaminierten Flächen tun.

> **Praxistipp**
>
> Bei der Durchführung der Händedesinfektion sollte sichergestellt werden, dass eine ausreichend große Menge des Präparates verwendet wird, mit der eine vollständige Benetzung beider Hände über 30 s sichergestellt werden kann.

Zur Behandlung der kontaminierten Flächen im Falle einer Atemweg- oder Magen-Darm-Infektion wird eine einfache Reinigung dieser Flächen die Last der Krankheitserreger nur wenig reduzieren. Eine gezielte Flächendesinfektion hat eine deutlich stärkere antimikrobielle Wirkung. *Als relevante Flächen sind solche zu betrachten, die nachweislich oder sehr wahrscheinlich mit dem Auslöser der Infektion kontaminiert sind und absehbar mit den Händen gesunder Personen in Kontakt kommen werden.* Eine Desinfektion kontaminierter Flächen, die mit den Händen praktisch nie in Berührung kommen, lässt im Normalfall keinen Nutzen zur Infektionsprävention erwarten. Deshalb sollte man für den eigenen Haushalt unter Berücksichtigung des Alters aller dauerhaft anwesenden Personen überlegen, welche Flächen bei einer übertragbaren Infektion relevant sein können. Zur gezielten Flächendesinfektion können vorkonfektionierte Desinfektionstücher verwendet werden. Allerdings sollte sichergestellt sein, dass die bioziden Wirkstoffe nicht an das Tuchmaterial binden und somit möglicherweise die antimikrobielle Wirkung stark beeinträchtigen. Von Benzalkoniumchlorid ist bekannt, dass der Wirkstoff in Abhängigkeit vom Tuchmaterial bis zu 70 % an die Fasern adsorbieren kann, sodass die Desinfektionswirkung im ungünstigsten Fall in Ermangelung von Wirkstoff auf der Fläche fast aufgehoben ist [8]. Außerdem sollte man solche Produkte auswählen, die über eine nachgewiesene Wirksamkeit unter praxisnahen Bedingungen sowie eine kurze und praktikable Einwirkzeit verfügen. Präparate, die den Wirksamkeitsanforderungen für Krankenhäuser genügen, finden sich in der Desinfektionsmittelliste des Verbunds für Angewandte Hygiene (VAH) [125]. Darüber hinaus ist auf das Wirkspektrum „begrenzt viruzid PLUS" zu achten, da es Noroviren und Rotaviren einschließt.

7.2   Personen mit hohem Infektionsrisiko

Verschiedene Personengruppen haben aus unterschiedlichen Gründen nachweislich ein höheres Infektionsrisiko im Vergleich zu durchschnittlichen Personen. Dazu zählen beispielsweise immunsupprimierte Personen wie solche unter Chemotherapie, Bestrahlungstherapie, nach Organtransplantation oder mit HIV/AIDS.

Nach Angaben des Robert Koch-Instituts lebten in Deutschland in 2014 ca. 83.400 Personen mit HIV/AIDS [89]. Das Ausmaß der Immunsuppression und damit die Anfälligkeit für eine Infektion hängen bei diesen Patienten stark von der Zahl der T_{CD4}-Helferzellen ab. Bei einem Wert <250/µl gilt ein Patient als mittelschwer immunsupprimiert [74]. Ca. 37.000 Patienten unterziehen sich in Deutschland pro Jahr einer Strahlentherapie zur Behandlung nicht-maligner Erkrankungen wie z.B. bei akuten oder chronischen Entzündungsprozessen [6]. Nach Angaben des Deutschen Krebsforschungszentrums sind in 2014 insgesamt 476.120 Menschen neu an bösartigen Tumoren erkrankt, für 2018 wird mit einem Anstieg auf 493.600 Krebsneuerkrankungen gerechnet. Etwa jeder zweite Krebskranke erhält eine oder mehrere Strahlentherapien, sodass man von ca. 246.800 krebsbedingten Bestrahlungspatienten pro Jahr ausgehen kann [27]. Und seit 1963 wurden bis 2011 über 98.000 Organe übertragen [77].

In vielen Fällen ist die deutlich reduzierte Immunabwehr der wesentliche Risikofaktor für eine Infektion. Hier gibt es nach der Empfehlung der KRINKO am RKI drei Schweregrade der Immunsuppression zu unterscheiden: mittelschwer, schwer und sehr schwer. Deshalb bedürfen diese Patienten auch im häuslichen Umfeld eines besonderen Schutzes. Bei gastrointestinalen Infekten reicht hier das Händewaschen als alleinige Schutzmaßnahme nicht mehr aus. Hier ist bei Patienten mit gravierender Immunschwäche die hygienische Händedesinfektion für Patient, Angehörige und Besucher obligat [64]. Dazu sollten Präparate mit einer Wirksamkeit eingesetzt werden, die für die ambulante bzw. stationäre Patientenversorgung gefordert werden. Innerhalb der empfohlenen Anwendungsdauer von 30 s reduzieren sie verschiedene Bakterien in Suspensionsversuchen um mindestens 99,999 % ($5 \log_{10}$). Präparate, die diesen Wirksamkeitsanforderungen genügen, finden sich in der Desinfektionsmittelliste des Verbunds für Angewandte Hygiene (VAH) [125].

7.3   Personen in häuslicher Pflege

Die Verweildauer der Patienten in Krankenhäusern in Deutschland wird immer kürzer. Waren es 1998 durchschnittlich 10,1 Tage, so waren es 2008 noch 8,1 Tage und in 2017 sogar nur 7,3 Tage. Dieser Trend wird sich vielleicht sogar noch weiter fortsetzen, sodass damit gerechnet werden muss, dass immer mehr Patienten nach ihrer Entlassung eine vorübergehende Pflege im häuslichen Umfeld benötigen. Je nach Grunderkrankung und vorheriger Behandlung im Krankenhaus gilt es, wirksame Maßnahmen fortzuführen, die das Risiko einer Infektion reduzieren. Das ist beispielsweise die Händedesinfektion vor und nach dem Verbandwechsel bzw. vor und nach der Manipulation an der Harnwegdrainage. Gleiches gilt für pflegebedürftige Personen mit offenen Wunden [64].

7.4   Personen mit invasiven Devices

In manchen Großstädten gibt es inzwischen Wohnungen, in denen mehrere pflegebedürftige Personen durch ambulante Pflegedienste versorgt werden. In diesem Umfeld können Menschen mit invasiven Devices leben. Darunter versteht man Medizinprodukte, die meist dauerhaft am oder im Patienten verbleiben und dabei eine natürliche Körperbarriere durchbrechen. Das kann ein Harnwegkatheter sein, der durch die Harnröhre bis in die Blase reicht. Das kann ein Gefäßkatheter sein, der zur intravenösen Gabe von Medikamenten oder Infusionen benötigt wird. Das kann auch ein Tracheostoma sein, das über einen Luftröhrenschnitt die Atemwege freihält. Vor der Manipulation an diesen Devices sollte grundsätzlich eine Händedesinfektion durchgeführt werden, sei es durch pflegende Angehörige oder ambulante Pflegedienste [64].

8

Was ist zu tun?

Inhaltsverzeichnis

© Springer-Verlag GmbH Deutschland,
ein Teil von Springer Nature 2020
G. Kampf, *Hygiene-Reiniger im Haushalt*,
https://doi.org/10.1007/978-3-662-59726-2_8

8.1   Bestandsaufnahme

Verschaffen Sie sich einen Überblick über Biozidprodukte in Ihrem Haushalt und prüfen Sie sehr genau, ob sie diese tatsächlich weiter nutzen wollen. Die Mehrzahl dieser antimikrobiellen Produkte werden Sie mit Sicherheit nicht brauchen, da sie keinen Gesundheitsnutzen bei routinemäßiger Anwendung aufweisen. Zukünftig sollten Sie auf diese Produkte verzichten.

8.1.1 Reiniger und Reinigungstücher

Die Bundeszentrale für gesundheitliche Aufklärung (BZGA) stellt fest [11]: Verwenden Sie gängige Haushaltsreiniger. Antibakterielle Reinigungsmittel oder Putztücher aus dem Supermarkt bieten keine Vorteile.

> **Merke**
>
> Deshalb können Sie guten Gewissens auf ALLE antimikrobiellen Produkte für die Reinigung Ihres Haushalts verzichten.

Zur allgemeinen Reinigung empfiehlt die BZGA [11]:

- Verwenden Sie für Küche sowie für Bad und Toilette getrennte Putzlappen.
- Lassen Sie Putztücher luftig aufgehängt und auch Utensilien wie einen Mop nach Gebrauch schnell trocknen, da sich Bakterien in feuchter Umgebung besonders gut vermehren.
- Putzlappen sollten Sie häufig wechseln und bei mindestens 60 °C waschen.

8.1.2 WC- und Bad-Reiniger

Hier sagt die BZGA: Antibakterielle Reinigungsmittel oder Putztücher und Produkte wie antibakterielles Toilettenpapier oder Mülltüten sind aus hygienischer Sicht nicht notwendig.

> **Merke**
>
> Deshalb können Sie guten Gewissens auf ALLE antimikrobiellen Produkte für die Reinigung von Bad und WC verzichten.

Um Bad und WC richtig zu putzen, empfiehlt die BZGA [11]:

- Handelsübliche Putzmittel reichen im Alltag für die Reinigung aus.
- Verwenden Sie für den Sanitärbereich separate Putzlappen. Putzen Sie zuerst das Waschbecken, dann das WC.
- Auch Türklinken, Lichtschalter und andere Hand-Kontakt-Flächen regelmäßig abwischen.
- Lassen Sie nach dem Gebrauch Wischlappen oder Mop immer gut trocknen, denn Bakterien vermehren sich im feuchten Milieu besonders gut.
- Putzlappen sollten Sie häufig wechseln und bei mindestens 60 °C waschen.

8.1.3 Küchen- und Spülmaschinenreiniger

Für die Küchen- und Lebensmittelhygiene empfiehlt die BZGA verschiedene Maßnahmen, von denen hier Auszüge dargestellt sind, die sich mit der Reinigung befassen [11].

- Verwenden Sie für Geschirr, Arbeitsflächen und Fußboden getrennte Reinigungstücher.
- Lappen, Hand- und Geschirrtücher sollten Sie ausgebreitet trocknen lassen sowie regelmäßig bei mindestens 60 °C waschen.
- Spülbürsten sollten Sie regelmäßig in der Spülmaschine reinigen und hin und wieder ersetzen. Schwämme sind aus hygienischen Gründen weniger gut geeignet. Werden sie dennoch eingesetzt, sollten sie regelmäßig ausgetauscht werden.
- Spülbecken, Arbeitsflächen, Küchengeräte und auch Tür- oder Schrankgriffe sollten Sie regelmäßig mit warmem Wasser und Reinigungsmittel säubern und anschließend gut abtrocknen.
- Abfallbehälter sollten Sie häufig leeren und mindestens einmal pro Woche mit warmem Wasser und Reinigungsmittel auswaschen.
- Immer nützlich: regelmäßiges und gründliches Händewaschen bei der Küchenarbeit!

Die Beschreibung dieser Maßnahmen verdeutlicht, dass auch in der Küche keine Notwendigkeit besteht, antimikrobiell wirksame Reinigungsmittel anzuwenden.

Merke

Deshalb können Sie guten Gewissens auf ALLE antimikrobiellen Produkte für die Reinigung im Küchenbereich verzichten.

8.1.4 Waschmaschinenreiniger und Wäschespüler

Dazu wird von der BZGA empfohlen [11]:

- Spüllappen und Putztücher sowie Handtücher, Waschlappen, Bettwäsche und Unterwäsche sollten Sie bei mindestens 60 °C mit einem bleichmittelhaltigen Vollwaschmittel waschen.
- Für die normale Oberbekleidung reichen in der Regel niedrigere Waschtemperaturen.
- Zusätzliche Hygienespüler sind nicht notwendig.
- Damit sich in der Waschmaschine kein Biofilm mit angesiedelten Mikroorganismen bildet, sollte die Maschine etwa einmal pro Woche im Heißwaschgang bei mindestens 60 °C laufen.

Beim Wäschewaschen sind somit vorrangig die Temperatur des Wassers und die Art des Waschmittels wichtig.

Merke

Sie können deshalb guten Gewissens auf ALLE antimikrobiellen Waschmaschinenreiniger und Wäschespüler verzichten.

8.1.5 Flächendesinfektionsmittel (Spray und Tücher)

Desinfektionsmittel entfernen keinen Schmutz und ersetzen keine Reinigung. Sie sind im privaten Haushalt in der Regel nicht sinnvoll und sollten nur in Ausnahmefällen auf Anraten des Arztes oder der Ärztin bzw. des Gesundheitsamtes eingesetzt werden (siehe Abschn. 8.3.2).

8.1.6 Händedesinfektionsmittel (Lösungen, Gele und Tücher)

Die Anwendung von Händedesinfektionsmitteln im Haushalt ist in aller Regel verzichtbar, kann jedoch in Ausnahmefällen als gezielte Anwendung sinnvoll sein. Einige wenige Produkte scheinen für eine wirksame Händedesinfektion gänzlich ungeeignet, eine differenzierte Bewertung der angebotenen Produkte findet sich im Abschn. 8.3.1.

8.1.7 Produkte gegen Schimmel

Diese Produkte werden in aller Regel nur bei Bedarf eingesetzt, beispielsweise beim Nachweis von Schimmel in den Fugen im Badezimmer. Hier sollte zunächst geklärt werden, warum es zur Schimmelbildung gekommen ist (Feuchtigkeit, schlechtes Lüften). Stoßlüften kann das Risiko einer Schimmelbildung im Bad bereits reduzieren.

8.2 Beim Einkauf

Lassen Sie sich von den werblichen Aussagen nicht verführen. Entscheiden Sie bereits zuhause, welche Reiniger Sie benötigen und später einkaufen werden. Wenn Sie das so tun, zeigen Sie einen achtsamen Umgang mit „Hygiene-Produkten" und deren bioziden Wirkstoffen, die teilweise in der Versorgung von Schwerkranken zur Prävention von teilweise tödlichen Infektionen erforderlich sind und deren Wirksamkeit durch eine breite Nutzung für alle möglichen Anwendungen nicht immer weiter nachlassen soll. Schauen Sie sich die Inhaltsstoffe auf dem Etikett genau an.

Merke

Vermeiden Sie in Produkten für Zuhause nach Möglichkeit folgende bioziden Wirkstoffe: Benzalkoniumchlorid, Triclosan, Chlorhexidin und DDAC.

Bei diesen Wirkstoffen ist die Wahrscheinlichkeit einer Toleranzbildung gegenüber dem Wirkstoff, anderen bioziden Wirkstoffen und vereinzelt sogar Antibiotika höher als bei den anderen beschriebenen Wirkstoffen. Wenn Sie mit den Inhaltsstoffen auf dem Etikett nicht vertraut sind, können Sie im Internet feststellen, um welche Substanzen es sich handelt. Zu Ihrer Unterstützung sind in diesem Buch die CAS-Nummern der gängigsten Wirkstoffe angegeben. So können Sie leichter in Erfahrung bringen, ob auf dem Etikett die Beschreibung einer Substanz ein bestimmter biozider Wirkstoff ist. Alternativ wenden Sie sich an den Hersteller.

8.3   Hausapotheke Desinfektion

Für unerwartete Fälle einer Infektion im häuslichen Umfeld kann es praktisch sein, zwei Arten von Desinfektionsmitteln zur gezielten Anwendung vorrätig zu haben: für die Hände und für Flächen. Dabei sollten folgende Aspekte beachtet werden.

- Das Spektrum der Wirksamkeit sollte Bakterien, Hefepilze sowie Rotaviren und Noroviren umfassen. Dieses Spektrum umfasst die Mehrzahl der möglichen Krankheitserreger von Infektionen im häuslichen Umfeld. Eine Wirksamkeit gegenüber Rotaviren und Noroviren

ist gegeben, wenn das Produkt als „begrenzt viruzid PLUS" ausgewiesen ist und die entsprechenden Anforderungen an die Wirksamkeit nachweislich erfüllt werden.
- Die Wirksamkeit eines Desinfektionsmittels für Hände oder Flächen sollte europäischen Anforderungen genügen und auch unter praxisnahen Bedingungen nachweislich vorhanden sein. Eine Auswahl solcher Desinfektionsmittel lassen sich in der Desinfektionsmittelliste des VAH finden.

8.3.1 Händedesinfektionsmittel

In Händedesinfektionsmitteln sind zusätzlich zum Alkohol weitere biozide Wirkstoffe in jedem Fall verzichtbar. Dazu zählen unter anderem Chlorhexidin (CAS-Nummer: 18472-51-0), Benzalkonioumchlorid, Triclosan (CAS-Nummer: 3380-34-5), DDAC, Octenidin (CAS-Nummer: 70775-75-6), Polihexanid (CAS-Nummern: 27083-27-8 bzw. 32289-58-0) und Mecetroniumetilsulfat (CAS-Nummer: 3006-10-8). Für keine dieser Substanzen wurde bislang ein Gesundheitsnutzen bei der Händedesinfektion nachgewiesen. Einige von ihnen verfügen jedoch bei bestimmten Bakterienarten über die Möglichkeit der Toleranzbildung gegenüber dem Wirkstoff selbst, anderen bioziden Wirkstoffen und teilweise sogar Antibiotika (Kreuzresistenzen). Ebenso verzichtbar sind Duftstoffe und Farbstoffe, da diese keinen Nutzen haben, aber die Möglichkeit allergischer Reaktionen beim Anwender in sich bergen. Einige Produkte werden als Gel mit einer höheren Viskosität angeboten. Dazu bedarf es meist mehrerer weiterer Inhaltsstoffe, der sogenannten Gelbildner. Die von der Zusammensetzung her schlankeren Lösungen zur Händedesinfektion enthalten keine Gelbildner, sie können jedoch auch eher von den Händen tropfen.

Die ideale und insgesamt recht schlanke Rezeptur eines Händedesinfektionsmittels ist in Tab. 8.1 dargestellt. Weitere Inhaltsstoffe sind für die reguläre Händedesinfektion nicht erforderlich.

Da die Wirksamkeit von alkoholischen getränkten Tüchern zur Händedesinfektion deutlich schlechter ist als die von alkoholischen Lösungen [100], und da die vollständige Benetzung beider Hände durch die Anwendung getränkter Tücher schwerer zu erreichen ist als mit Lösungen oder Gelen, sollte alkoholischen Lösungen zur Händedesinfektion grundsätzlich Vorrang gegeben werden.

Die Tücher auf Basis von Benzalkoniumchlorid bzw. mit dem Wirkstoff Cetylpyridiniumchlorid sind besonders kritisch zu betrachten, denn sie sollen laut Herstellerangabe zur Händereinigung verwendet werden, ohne die Hände danach abzuspülen. Beide Wirkstoffe werden also bei sachgerechter Anwendung auf der Haut verbleiben und so die natürliche Flora der Haut und ihre natürliche Schutzfunktion für die Dauer des Verbleibs dieser

Tab. 8.1 Beispielhafte Darstellung einer idealen Rezeptur zur Händedesinfektion

Inhaltsstoff(e)	Notwendigkeit	Hinweis
Alkohol	Notwendig	Der Gesamtalkoholgehalt sollte hoch genug sein, um mit einer einmaligen Anwendung eine ausreichend starke Wirkung gegen Bakterien, Hefepilze, Rotaviren und Noroviren zu erzielen
Hautpflegesubstanzen	Sinnvoll	Diese wirken insbesondere bei häufiger Anwendung der Austrocknung der Haut durch die Alkohole entgegen
Wasser	Notwendig	Zur Einstellung der erforderlichen Alkoholkonzentration

Wirkstoffe beeinträchtigen können. Das ist ein sicher unerwünschter Effekt, der mit Alkoholen so nicht zu erwarten ist, da die Alkohole bereits nach 30 bis 60 s von der Haut verdunstet sind und anschließend keine weitere antimikrobielle Wirkung mehr ausüben können. Darüber hinaus gilt das Cetylpyridiniumchlorid nicht einmal in antimikrobiellen Waschlotionen als grundsätzlich wirksam und sicher [23].

8.3.2 Flächendesinfektionsmittel

Zur gezielten Desinfektion von Flächen ist es am einfachsten, vorgetränkte Tücher zu verwenden. Dabei sollte vorzugsweise auf solche Produkte zurückgegriffen werden, die auf Basis von bioziden Wirkstoffen mit einem geringen oder ohne einen Selektionsdruck formuliert sind.

> **Merke**
>
> Zu den Wirkstoffen mit einem geringen oder ohne einen Selektionsdruck zählen aus heutiger Sicht die Alkohole, Natriumhypochlorit bzw. Wasserstoffperoxid.

Bei vorgetränkten Tüchern ist unbedingt zu beachten, dass die Packung nach der Entnahme wieder dicht verschlossen wird, da sonst Wirkstoff entweichen kann, gerade bei den Alkoholen. Die Hersteller geben üblicherweise an, wie lange eine erstmals geöffnete Packung weiter verwendet werden kann, wenn diese nach der Tuchentnahme wieder sorgfältig verschlossen wird (Anbruchstabilität). Angetrocknete oder sogar trockene Tücher weisen keine ausreichende Desinfektionswirkung mehr auf. Da die Tücher aber ohnehin nur im Fall einer häuslichen Infektion benötigt werden und dann evtl. in nur wenigen Tagen verbraucht werden, sollte die Nutzbarkeit der Tücher je nach Packungsgröße für die Infektionsphase gewährleistet sein. Darüber hinaus ist es vorteilhaft, ein Produkt auszuwählen, dass keine zusätzlichen Maßnahmen zum Schutz vor Hautschäden bei seiner Anwendung erfordert wie beispielsweise das Tragen von Einweghandschuhen. Der Hersteller gibt normalerweise darüber Auskunft.

Sprays zur Desinfektion von Flächen haben den Nachteil, dass die vollständige Benetzung der behandelten Flächen eigentlich nur gewährleistet werden kann, wenn das aufgetragene Desinfektionsmittel mit einem Tuch gleichmäßig verteilt wird. Damit wäre das Aufsprühen teilweise wieder ein Wischverfahren. Beim Sprühen gelangt außerdem ein Teil des Produkts gleich in Luft und wird ggf. vom Anwender eingeatmet. Deshalb finden Sprays zur Flächendesinfektion im Gesundheitswesen kaum Anwendung.

Steckbriefe der erwähnten Mikroorganismen

Mikroorganismus	Steckbrief
Achromobacter spp. 3	Gram-negatives Stäbchenbakterium. Diese Bakterienspezies kommt im Boden und Wasser vor. Infektionen durch diese Spezies sind extrem selten
Acinetobacter spp.	Gram-negative Stäbchenbakterien. Sie haben eine weite Verbreitung in Boden und Oberflächengewässern. Aufgrund ihrer Umweltresistenz und ihrer ausgeprägten Fähigkeit, Antibiotikaresistenzen auszubilden, kommt ihnen eine zunehmende Bedeutung als Auslöser nosokomialer Infektionen zu (Atemweginfektionen, Wundinfektionen). Die bekannteste und häufigste Spezies ist *Acinetobacter baumannii,* deutlich seltener findet man *Acinetobacter nosocomialis.* Sehr anpassungsfähig hinsichtlich Antibiotikaresistenzen

(Fortsetzung)

© Springer-Verlag GmbH Deutschland, ein Teil von Springer Nature 2020
G. Kampf, *Hygiene-Reiniger im Haushalt,*
https://doi.org/10.1007/978-3-662-59726-2

Mikroorganismus	Steckbrief
Adenovirus	Unbehülltes Virus. Es kann typischerweise zur Bindehautentzündung am Auge führen (Keratokonjunktivitis epidemica) oder Infekte der Atemwege auslösen. Das Adenovirus Typ 5 dient als Prüfspezies zur Bestimmung der viruziden Wirkung von Desinfektionsmitteln
Aeromonas spp.	Gram-negative Stäbchenbakterien. Sie können lebensmittelbedingte Infektionen auslösen
Aspergillus brasiliensis	Schimmelpiz (vormals *Aspergillus niger*; „Schwarzschimmel"). Dieser kann vor allem bei immunsupprimierten Personen durch Inhalation zu Atemweginfektionen führen. *A. brasiliensis* dient als Prüfspezies zur Bestimmung der fungiziden Wirkung von Desinfektionsmitteln
Bacillus spp.	Gram-positive sporenbildende Stäbchenbakterien. Sie spielen für Krankenhausinfektionen keine nennenswerte Rolle. Sporen von *Bacillus subtilis* werden u. a. genutzt, um eine sporizide Wirkung von Desinfektionsverfahren zu bestimmen
Burkholderia cepacia complex	Gram-negatives Stäbchenbakterium. Bei abwehrgeschwächten Patienten können Atemweginfektionen oder Sepsis ausgelöst werden. Sehr anpassungsfähig hinsichtlich Antibiotikaresistenzen
Campylobacter coli	Gram-negatives Stäbchenbakterium. Sie können lebensmittelbedingte Infektionen auslösen
Candida spp.	Hefepilze. Diese können typischerweise zu Infektionen der Haut bzw. Schleimhaut führen („Soor"). Infektionen finden sich häufiger bei Diabetikern bzw. unter langandauernder Antibiotikagabe. Am häufigsten lässt sich *Candida albicans* nachweisen, doch auch *C. orthopsilosis* bzw. *C. parapsilosis* können Infektionen auslösen. *C. albicans* dient als Prüfspezies zur Bestimmung der levuroziden Wirkung von Desinfektionsmitteln
Chryseobacterium spp.	Gram-negatives Stäbchenbakterium. Infektionen bei Patienten im Krankenhaus treten nur selten auf, meist im Zusammenhang mit einer schweren Grunderkrankung

(Fortsetzung)

Mikroorganismus	Steckbrief
Coronavirus	Behülltes Virus. Die typische Infektion ist die Atemweginfektion. Ein bekannter weltweiter Ausbruch mit dem „schweren akuten respiratorischen Syndrom" (SARS) wurde in 2002/2003 beobachtet, ausgehend von Hong Kong. In Saudi Arabien kam es in 2012 zu einem Ausbruch von MERS (engl.: „middle east respiratory syndrome"), ebenfalls ausgelöst durch Coronaviren
Enterobacteriaceae	Dieser Begriff beschreibt eine große Gruppe gramnegativer Bakterien. Viele von ihnen sind typische Darmbewohner
Enterobacter spp.	Gram-negative Stäbchenbakterien. Sie finden sich in der normalen Darmflora wie auch in anderen Lebensräumen (Tiere, Pflanzen, Wasser). Einzelne Spezies wie *Enterobacter cloacae, Enterobacter ludwigii* oder *Enterobacter aerogenes* können beim Menschen Infektionen auslösen wie Sepsis, Atemweginfektionen oder Harnweginfektionen. Sehr anpassungsfähig hinsichtlich Antibiotikaresistenzen
Enterococcus spp.	Gram-positive kugelförmige Bakterien. Sie bilden einen Teil der natürlichen Darmflora des Menschen. Infektionen entstehen meist nur außerhalb des Darms wie die Harnweginfektion, Sepsis oder Peritonitis, beispielsweise durch *Enterococcus faecium* oder *Enterococcus faecalis. Enterococcus hirae* führt nur sehr selten zu Infektionen beim Menschen und dient als Prüfspezies zur Bestimmung der bakteriziden Wirkung von Desinfektionsmitteln
Escherichia coli	Gram-negatives Stäbchenbakterium. Diese Spezies ist ein Teil der natürlichen Darmflora des Menschen. Infektionen entstehen mehrheitlich außerhalb des Darms wie die Harnweginfektion, Sepsis oder Peritonitis. *E. coli* dient als Prüfspezies zur Bestimmung der bakteriziden Wirkung von Desinfektionsmitteln. Sehr anpassungsfähig hinsichtlich Antibiotikaresistenzen

(Fortsetzung)

Mikroorganismus	Steckbrief
Haemophilus spp.	Gram-negative Stäbchenbakterien. Diese finden sich mitunter auf den Schleimhäuten von Menschen und Tieren und können Infektionen der Atemwege, Geschlechtsorgane und Augen auslösen
Hepatitis-A-Virus (HAV)	Unbehülltes Virus. Verursacher der Hepatitis A. Epidemische Ausbrüche wurden meist durch kontaminiertes Trinkwasser, Badewasser oder kontaminierte Lebensmittel, besonders häufig Muscheln oder Austern, sowie mit Fäkalien gedüngtes Gemüse und Salate hervorgerufen. Das Virus ist durch chemische Desinfektionsverfahren nur sehr schwer zu inaktivieren
Hepatitis-B-Virus (HBV)	Behülltes Virus. Verursacher der Hepatitis B. Das Reservoir für Hepatitis-B-Viren bilden chronisch HBV-infizierte Personen, aber auch neu infizierte Personen, insbesondere in den Wochen vor Erkrankungsbeginn einer akuten Hepatitis B
Hepatitis-C-Virus (HCV)	Behülltes Virus. Verursacher der Hepatitis C, die durch Kontakt mit kontaminiertem Blut oder Körperflüssigkeiten übertragen wird
HIV	Behülltes Virus. Verursacher von AIDS
Influenzavirus	Behülltes Virus. Es löst die saisonale Grippe bzw. Grippeepidemien aus
Klebsiella spp.	Gram-negatives Stäbchenbakterium. Die Spezies *Klebsiella pneumoniae* zählt zu den häufigsten Erregern für bakterielle Sepsis und im Krankenhaus erworbene Lungenentzündungen, sie können aber auch Harnweginfekte und schwere Weichteil-Infektionen hervorrufen. Auch *Klebsiella oxytoca* kann Infektionen auslösen. Sehr anpassungsfähig hinsichtlich Antibiotikaresistenzen
Lachnospiraceae	Hier handelt es sich um eine Bakterienfamilie, die in der Darmflora des Menschen und von Säugetieren gefunden wird. Alle Spezies innerhalb dieser Familie sind anaerob und können Bakteriensporen bilden

(Fortsetzung)

Mikroorganismus	Steckbrief
Listeria monocytogenes	Gram-positives Stäbchenbakterium. Es kann eine fieberhafte Gastroenteritis auslösen. Die häufigste Form ist lebensmittelbedingt. Neben einer Vielzahl tierischer Lebensmittel wie Geflügel, Fleisch, Fleischerzeugnisse (z. B. Wurst), Fisch, Fischerzeugnisse (hauptsächlich Räucherfisch), Milch und Milchprodukte (insbesondere Käse) werden Listerien nicht selten auch auf pflanzlichen Lebensmitteln, z. B. vorgeschnittenen Salaten, gefunden
Norovirus	Unbehülltes Virus. Häufigster Verursacher von Virus-bedingtem akutem Brechdurchfall. Die Übertragung erfolgt meist von Mensch zu Mensch. Das Norovirus der Maus (murines Norovirus) ist Prüfspezies zur Bestimmung der viruziden Wirkung von Desinfektionsmitteln
Panteoa spp.	Gram-negatives Stäbchenbakterium. Die bekannteste Spezies ist *P. agglomerans*, die beim Menschen selten Infektionen auslösen kann, beispielsweise über kontaminierte Katheter
Parainfluenzavirus	Behülltes Virus. Es ist ein Grippe-Virus
Poliovirus	Unbehülltes Virus. Verursacher der Kinderlähmung (Poliomyelitis). Das Poliovirus Typ 1 dient als Prüfspezies zur Bestimmung der viruziden Wirkung von Desinfektionsmitteln
Pseudomonas spp.	Gram-negatives Stäbchenbakterium. *Pseudomonas aeruginosa* ist die für den Menschen wichtigste Spezies, da sie die häufigste Ursache der nosokomialen Pneumonie bei beatmeten Patienten ist, aber auch Wund- und Harnweginfektionen auslösen kann. Das natürliche Reservoir von *P. aeruginosa* sind Feuchthabitate in der Umwelt.

(Fortsetzung)

Mikroorganismus	Steckbrief
	Der Erreger ist auch in Feuchtbereichen von Kliniken zu finden und wird zur Bestimmung der bakteriziden Wirkung von Desinfektionsmitteln verwendet. *Pseudomonas fluorescens* löst nur selten Infektionen beim Menschen aus wie beispielsweise Bakteriämien bei onkologischen Patienten oder Infektionen von Verbrennungswunden. Sehr anpassungsfähig hinsichtlich Antibiotikaresistenzen
Rhinovirus	Unbehülltes Virus. Verursacher des banalen Schnupfens
Rotavirus	Unbehülltes Virus. Verursacher von Durchfallerkrankungen, vor allem bei Kleinkindern
RS-Virus	Behülltes Virus (engl.: „respiratory syncytial virus"). Verursacht Atemweginfektionen, vor allem in den Wintermonaten bei Säuglingen, Frühgeborenen und Kleinkindern
Saccharomyces cerevisiae	Hefepilz. Auch Backhefe oder Bierhefe genannt
Salmonella spp.	Gram-negatives Stäbchenbakterium. Verursacht als klassische Lebensmittelinfektion eine akute Darmentzündung mit plötzlich einsetzendem Durchfall, Kopf- und Bauchschmerzen, Unwohlsein und manchmal Erbrechen. Zu den häufig nachgewiesenen Spezies gehören *Salmonella enterica*, *Salmonella enteritidis*, *Salmonella virchow* sowie *Salmonella typhimurium*
Serratia marcescens	Gram-negatives Stäbchenbakterium. Die Spezies gehört zu den gramnegativen Enterobakterien und kommt überall im Boden, auf Pflanzen, Tieren und Menschen vor. Bei immungeschwächten Personen kann das Bakterium Harnweginfektionen, Lungenentzündungen oder Sepsis auslösen. In 2012 wurde in vielen Medien über einen Ausbruch von Infektionen auf der Neonatologie der Charité Berlin berichtet. Sehr anpassungsfähig hinsichtlich Antibiotikaresistenzen

(Fortsetzung)

Mikroorganismus	Steckbrief
Staphylococcus spp.	Gram-positive kugelförmige Bakterien, die sich von *S. aureus* abgrenzen lassen. *Staphylococcus epidermidis* ist die bekannteste Spezies und gehört zur natürlichen Hautflora des Menschen. Doch wenn das Bakterium in die Blutbahn gelangt, beispielsweise entlang eines Venenkatheters, kann eine Sepsis ausgelöst werden. *Staphylococcus saprophyticus* kann Harnweginfektionen auslösen
Staphylococcus aureus	Gram-positives kugelförmiges Bakterium. *Staphylococcus aureus* ist bei vielen gesunden Menschen auf der Haut oder im Nasen-Rachen-Raum nachweisbar. *S. aureus* kann eine Vielzahl von nosokomialen Infektionen hervorrufen, hauptsächlich Haut-, Weichteil- und Atemweginfektionen, seltener Blutstrominfektionen (Sepsis) und wird zur Bestimmung der bakteriziden Wirkung von Desinfektionsmitteln verwendet. Methicillin-resistenter *S. aureus* (MRSA) ist eine Variante, die gegen mehrere Antibiotika-Klassen resistent ist.
Streptococcus parasanguinis	Gram-positives kugelförmiges Bakterium. Es kann natürlicherweise im Rachenraum, aber auch in der Vagina und im Magen-Darm-Trakt nachgewiesen werden und zu einer Infektion der Herzklappen führen
Vacciniavirus	Behülltes Virus. Das modifizierte Vacciniavirus ist ein verändertes Pockenvirus, das zu Impfzwecken verwendet wird. Es dient als Prüfspezies zur Bestimmung der begrenzt viruziden Wirkung (wirksam gegen behüllte Viren)

Wichtige Internetseiten

- Desinfektionsmittelliste des Verbunds für Angewandte Hygiene (VAH): https://vah-online.de/de/vah-liste
- Bundeszentrale für gesundheitliche Aufklärung (BZGA) mit Informationen zum persönlichen Infektionsschutz: https://www.infektionsschutz.de
- Hygiene-Tipps für immunsupprimierte Patienten: https://www.ihph.de/hygienetipps-immunsupprimiert.pdf

© Springer-Verlag GmbH Deutschland, ein Teil von Springer Nature 2020
G. Kampf, *Hygiene-Reiniger im Haushalt*,
https://doi.org/10.1007/978-3-662-59726-2

Glossar

Bakteriophage Bakteriophagen („Bakterienfresser") sind Viren, die nur Bakterien angreifen bzw. auflösen

CAS-Nummer „Chemical abstracts service": Internationaler Bezeichnungsstandard für chemische Stoffe

Effluxpumpe Effluxpumpen sind Transporter in der Zellmembran, die Moleküle aus der Zelle hinausbefördern. Sie sind unter anderem für Antibiotikaresistenzen von Bakterien verantwortlich

Invasive Devices Darunter versteht man verschiedene Medizinprodukte, die natürliche Körperbarrieren durchbrechen. Das sind beispielsweise die Harnwegdrainage, der Gefäßkatheter oder ein Tracheostoma. Patienten mit dauerhaften invasiven Devices haben ein erhöhtes Infektionsrisiko

Kreuztoleranz bzw. Kreuzresistenz Bezeichnung für Unempfindlichkeit bzw. Resistenz bei einem Isolat gegenüber mehreren antimikrobiell wirksamen Substanzen (Antibiotika bzw. biozide Wirkstoffe)

MHK „Minimale Hemmkonzentration": Das ist die niedrigste Konzentration eines Wirkstoffs in einer Verdünnungsreihe,

© Springer-Verlag GmbH Deutschland,
ein Teil von Springer Nature 2020
G. Kampf, *Hygiene-Reiniger im Haushalt,*
https://doi.org/10.1007/978-3-662-59726-2

bei der im Laborversuch die Vermehrung von Mikroorganismen mit bloßem Auge nicht mehr wahrgenommen werden kann (z. B. als Trübung einer Bouillon). Die Bestimmung der MHK dient der Empfindlichkeitsprüfung von Isolaten oder Stämmen gegenüber Antibiotika oder bioziden Wirkstoffen

Plasmid Ein Plasmid ist ein meist ringförmiges Genmolekül außerhalb des Chromosoms, das zusätzlich Erbinformationen enthält und autonom repliziert wird. Plasmide verschaffen ihren Trägern oft Überlebensvorteile wie beispielsweise mit Genabschnitten, die eine Antibiotikaresistenz bedingen

Selektionsdruck Bezeichnung für das Einwirken bzw. den Druck eines Selektionsfaktors (z. B. ein biozider Wirkstoff) auf eine Population von Lebewesen (z. B. Bakterien), die eine Veränderung der Anpassung zur Folge hat

Subletale Konzentration „Unterhalb der tödlichen Konzentration“: Hierbei handelt es sich um Wirkstoffkonzentrationen, die zu niedrig sind, um Mikroorganismen (z. B. Bakterien) noch abtöten zu können (bakterizide bzw. mikrobizide Wirkung). Sie können aber noch immer hoch genug sein, um die Bakterienvermehrung zu hemmen (bakteriostatische Wirkung) oder andere zelluläre Veränderungen auszulösen, zum Teil mit potenziell kritischen Folgen

Transposon Es handelt sich um einen Genabschnitt bestimmter Länge, der nicht statisch an einem Abschnitt der Gene fixiert ist, sondern seine Position im Erbgut verändern kann („springendes Gen“)

Virulenzgene Hier handelt es sich um Gene von Mikroorganismen, die für die Expression wirtsschädigender (virulenter) Proteine oder Toxine verantwortlich sind, die Immunantwort des infizierten Wirtsorganismus vermindern können bzw. dem Erreger die Fähigkeit verleihen, sich im Gewebe des Wirts zu vermehren und auszubreiten

Literatur

1. Aarnisalo K, Lundén J, Korkeala H, Wirtanen G (2007) Susceptibility of Listeria monocytogenes strains to disinfectants and chlorinated alkaline cleaners at cold temperatures. LWT Food Sci Technol 40(6):1041–1048
2. Adair FW, Geftic SG, Gelzer J (1969) Resistance of Pseudomonas to quaternary ammonium compounds. I. Growth in benzalkonium chloride solution. Appl Microbiol 18(3):299–302
3. Adator EH, Cheng M, Holley R, McAllister T, Narvaez-Bravo C (2018) Ability of Shiga toxigenic Escherichia coli to survive within dry-surface biofilms and transfer to fresh lettuce. Int J Food Microbiol 269:52–59. https://doi.org/10.1016/j.ijfoodmicro.2018.01.014
4. Akhter J, al-Hajjar S, Myint S, Qadri SM (1995) Viral contamination of environmental surfaces on a general paeditric ward and playroom in a major referral centre in Riyadh. Eur J Epidemiol 11(5):587–590
5. Allaker RP, Noble WC (1993) Microbial interaction on skin. In: Noble WC (Hrsg) The skin microflora and

© Springer-Verlag GmbH Deutschland,
ein Teil von Springer Nature 2020
G. Kampf, *Hygiene-Reiniger im Haushalt*,
https://doi.org/10.1007/978-3-662-59726-2

microbial skin disease. Cambridge University Press, Cambridge, S 331–354

6. Anonym. Strahlentherapie. http://www.chemie.de/lexikon/Strahlentherapie.html. Zugegriffen: 9. Oct. 2018

7. Aparecida Guimaraes M, Rocchetto Coelho L, Rodrigues Souza R, Ferreira-Carvalho BT, Marie Sa Figueiredo A (2012) Impact of biocides on biofilm formation by methicillin-resistant Staphylococcus aureus (ST239-SCCmecIII) isolates. Microbiol Immunol 56(3):203–207. https://doi.org/10.1111/j.1348-0421.2011.00423.x

8. Bloß R, Meyer S, Kampf G (2010) Adsorption of active ingredients from surface disinfectants to different types of fabrics. J Hosp Infect 75:56–61

9. Budni. https://www.budni.de/marken/budni-marken/produktinformationen/. Zugegriffen: 15. Oct. 2018

10. Bundesinstitut für Risikobewertung (2018) BfR Verbrauchermonitor 08/2018. https://www.bfr.bund.de/cm/350/bfr-verbrauchermonitor-08-2018.pdf. Zugegriffen: 24. Oct. 2018

11. Bundeszentrale für gesundheitliche Aufklärung. https://www.infektionsschutz.de/. Zugegriffen: 12. Febr. 2019

12. Buzón-Durán L, Alonso-Calleja C, Riesco-Peláez F, Capita R (2017) Effect of sub-inhibitory concentrations of biocides on the architecture and viability of MRSA biofilms. Food Microbiol 65(Supplement C):294–301. https://doi.org/10.1016/j.fm.2017.01.003

13. Capita R, Buzon-Duran L, Riesco-Pelaez F, Alonso-Calleja C (2017) Effect of sub-lethal concentrations of biocides on the structural parameters and viability of the biofilms formed by Salmonella typhimurium. Foodborne Pathog Dis 14(6):350–356. https://doi.org/10.1089/fpd.2016.2241

14. Capita R, Riesco-Pelaez F, Alonso-Hernando A, Alonso-Calleja C (2014) Exposure of Escherichia coli ATCC 12806 to sublethal concentrations of food-grade biocides influences its ability to form biofilm, resistance to antimicrobials, and ultrastructure. Appl Environ Microbiol 80(4):1268–1280. https://doi.org/10.1128/aem.02283-13

15. Chaieb K, Zmantar T, Souiden Y, Mahdouani K, Bakhrouf A (2011) XTT assay for evaluating the effect of alcohols, hydrogen peroxide and benzalkonium chloride on biofilm formation of Staphylococcus epidermidis. Microb Pathog 50(1):1–5. https://doi.org/10.1016/j.micpath.2010.11.004

16. Chapuis A, Amoureux L, Bador J, Gavalas A, Siebor E, Chretien ML, Caillot D, Janin M, de Curraize C, Neuwirth C (2016) Outbreak of extended-spectrum beta-lactamase producing Enterobacter cloacae with high MICs of quaternary ammonium compounds in a hematology ward associated with contaminated sinks. Front Microbiol 7:1070. https://doi.org/10.3389/fmicb.2016.01070

17. Chauhan NM, Shinde RB, Karuppayil SM (2013) Effect of alcohols on filamentation, growth, viability and biofilm development in Candida albicans. Braz J Microbiol [publication of the Brazilian Society for Microbiology] 44(4):1315–1320. https://doi.org/10.1590/s1517-83822014005000012

18. Cillit Bang. www.cillitbang.de. Zugegriffen: 4. Oct. 2018

19. Cincarova L, Polansky O, Babak V, Kulich P, Kralik P (2016) Changes in the expression of biofilm-associated surface proteins in staphylococcus aureus food-environmental isolates subjected to sublethal concentrations of disinfectants. BioMed Res Int 2016:4034517. https://doi.org/10.1155/2016/4034517

20. Costa V, Reis E, Quintanilha A, Moradas-Ferreira P (1993) Acquisition of ethanol tolerance in Saccharomyces cerevisiae: the key role of the mitochondrial superoxide dismutase. Arch Biochem Biophys 300(2):608–614

21. Danklorix. https://www.danklorix.de/products. Zugegriffen: 15. Oct. 2018

22. denkmit. https://www.dm.de/dm-marken/denk-mit/. Zugegriffen: 15. Oct. 2018

23. Department of Health and Human Services; Food and Drug Administration (2016) Safety and effectiveness of consumer antiseptics; Topical antimicrobial

drug products for over-the-counter human use. Fed Reg 81(172):61106–61130

24. Derecho I, McCoy KB, Vaishampayan P, Venkateswaran K, Mogul R (2014) Characterization of hydrogen peroxide-resistant Acinetobacter species isolated during the Mars Phoenix spacecraft assembly. Astrobiology 14(10):837–847. https://doi.org/10.1089/ast.2014.1193

25. Desinfektionsmittelkommission im VAH unter Mitwirkung der "4+4 Arbeitsgruppe" (2017) Tuchsysteme für die Händedesinfektion. Hyg Med 42(6):104

26. Desinfektionsmittelkommission im Verbund für angewandte Hygiene e. V. (VAH) (2017) Empfehlung zur Auswahl sporizider Desinfektionsmittel bei Clostridium difficile-Infektionen im humanmedizinischen Bereich. Hyg Med 42(3):38

27. Deutsches Krebsforschungszentrum. Krebsstatistiken. https://www.krebsinformationsdienstde/grundlagen/krebs-statistikenphp. Zugegriffen: 9. Oct. 2018

28. Domestos. www.domestos.de. Zugegriffen: 5. Oct. 2018

29. Duan D, Scoffield JA, Zhou X, Wu H (2016) Fine-tuned production of hydrogen peroxide promotes biofilm formation of Streptococcus parasanguinis by a pathogenic cohabitant Aggregatibacter actinomycetemcomitans. Environ Microbiol 18(11):4023–4036. https://doi.org/10.1111/1462-2920.13425

30. Dukan S, Touati D (1996) Hypochlorous acid stress in Escherichia coli: resistance, DNA damage, and comparison with hydrogen peroxide stress. J Bacteriol 178(21):6145–6150

31. EN 14885:2015 (2015) Chemical disinfectants and antiseptics. Application of European standards for chemical disinfectants and antiseptics. In: CEN – Comité Européen de Normalisation, Brussels

32. Feld H, Oberender N (2018) The uncontrolled spread of quaternary ammonium compounds (QACs) in everyday products as well as in medical and industrial areas – critical for humans, materials and the environment. Hyg Med 43(5):37–45

33. Fernandes PN, Mannarino SC, Silva CG, Pereira MD, Panek AD, Eleutherio EC (2007) Oxidative stress response in eukaryotes: effect of glutathione, superoxide dismutase and catalase on adaptation to peroxide and menadione stresses in Saccharomyces cerevisiae. Redox Rep 12(5):236–244. https://doi.org/10.1179/135100007x200344

34. Fletcher M (1983) The effects of methanol, ethanol, propanol and butanol on bacterial attachment to surfaces. J Gen Microbiol 129(3):633–641

35. Gadea R, Fernandez Fuentes MA, Perez Pulido R, Galvez A, Ortega E (2017) Effects of exposure to quaternary-ammonium-based biocides on antimicrobial susceptibility and tolerance to physical stresses in bacteria from organic foods. Food Microbiol 63:58–71. https://doi.org/10.1016/j.fm.2016.10.037

36. Gebel J, Gemein S, Kampf G, Pidot SJ, Buetti N, Exner M (2019) 60 % and 70 % isopropanol are effective against "isopropanol-tolerant" E. faecium. J Hosp Infect: im Druck. https://doi.org/10.1016/j.jhin.2019.01.024

37. Glynn AA, O'Donnell ST, Molony DC, Sheehan E, McCormack DJ, O'Gara JP (2009) Hydrogen peroxide induced repression of icaADBC transcription and biofilm development in Staphylococcus epidermidis. J Orthop Res: Official Publ Orthop Res Soc 27(5):627–630. https://doi.org/10.1002/jor.20758

38. Grant CM, MacIver FH, Dawes IW (1997) Mitochondrial function is required for resistance to oxidative stress in the yeast Saccharomyces cerevisiae. FEBS Letters 410(2–3):219–222

39. Gravesen A, Lekkas C, Knochel S (2005) Surface attachment of Listeria monocytogenes is induced by sublethal concentrations of alcohol at low temperatures. Appl Environ Microbiol 71(9):5601–5603. https://doi.org/10.1128/aem.71.9.5601-5603.2005

40. Guerin-Mechin L, Leveau JY, Dubois-Brissonnet F (2004) Resistance of spheroplasts and whole cells of Pseudomonas aeruginosa to bactericidal activity of vari-

ous biocides: evidence of the membrane implication. Microbiol Res 159(1):51–57. https://doi.org/10.1016/j.micres.2004.01.003

41. Gwaltney JM, Moskalski PB, Hendley JO (1978) Hand-to-hand transmission of rhinovirus colds. Ann Intern Med 88(4):463–467

42. Hakuno H, Yamamoto M, Oie S, Kamiya A (2010) Microbial contamination of disinfectants used for intermittent self-catheterization. Jpn J Infect Dis 63(4):277–279

43. Halden RU, Lindeman AE, Aiello AE, Andrews D, Arnold WA, Fair P, Fuoco RE, Geer LA, Johnson PI, Lohmann R, McNeill K, Sacks VP, Schettler T, Weber R, Zoeller RT, Blum A (2017) The florence statement on triclosan and triclocarban. Environ Health Perspect 125(6):064501. https://doi.org/10.1289/ehp1788

44. Horinouchi T, Sakai A, Kotani H, Tanabe K, Furusawa C (2017) Improvement of isopropanol tolerance of Escherichia coli using adaptive laboratory evolution and omics technologies. J Biotechnol 255:47–56. https://doi.org/10.1016/j.jbiotec.2017.06.408

45. Hugon E, Marchandin H, Poiree M, Fosse T, Sirvent N (2015) Achromobacter bacteraemia outbreak in a paediatric onco-haematology department related to strain with high surviving ability in contaminated disinfectant atomizers. J Hosp Infect 89(2):116–122. https://doi.org/10.1016/j.jhin.2014.07.012

46. Juncker JC (2015) COMMISSION IMPLEMENTING REGULATION (EU) 2015/407 of 11 March 2015 approving propan-2-ol as an active substance for use in biocidal products for product-types 1, 2 and 4. Off J Eur Union 58(L 67):15–17

47. Juncker JC (2015) COMMISSION IMPLEMENTING REGULATION (EU) 2015/1730 of 28 September 2015 approving hydrogen peroxide as an existing active substance for use in biocidal products for product-types 1, 2, 3, 4, 5 and 6. Off J Eur Union 58(L 252):27–32

48. Juncker JC (2017) COMMISSION IMPLEMENTING REGULATION (EU) 2017/1273 of 14 July 2017 approving active chlorine released from sodium hypochlorite as an existing active substance for use in biocidal products of product-types 1, 2, 3, 4 and 5. Off J Eur Union 60(L 184):13–16
49. Juncker JC (2017) COMMISSION IMPLEMENTING REGULATION (EU) 2017/2001 of 8 November 2017 approving propan-1-ol as an existing active substance for use in biocidal products of product-type 1, 2 and 4. Off J Eur Union 60(L 290):1–3
50. Kampf G (2017) Die einfache Händewaschung. In: Kampf G (Hrsg) Kompendium Händehygiene. mhp-Verlag, Wiesbaden, S 78–91
51. Kampf G (2017) Die epidemiologische Bedeutung der Hände. In: Kampf G (Hrsg) Kompendium Händehygiene. mhp-Verlag, Wiesbaden, S 1–33
52. Kampf G (2018) Adaption an subletale Wirkstoffkonzentrationen – Beispiel Benzalkoniumchlorid. Krankenhaushygiene Up2date 13(4):1–12
53. Kampf G (2018) Benzalkonium chloride. In: Kampf G (Hrsg) Antiseptic stewardship: biocide resistance and clinical implications. Springer, Cham, S 259–370. https://doi.org/10.1007/978-3-319-98785-9_10
54. Kampf G (2018) Biocidal agents used for disinfection can enhance antibiotic resistance in gram-negative species. Antibiotics (Basel, Switzerland) 7(4):110. https://doi.org/10.3390/antibiotics7040110
55. Kampf G (2018) Didecyldimethylammonium Chloride. In: Kampf G (Hrsg) Antiseptic stewardship: biocide resistance and clinical implications. Springer, Cham, S 371–394. https://doi.org/10.1007/978-3-319-98785-9_11
56. Kampf G (2018) Efficacy of ethanol against viruses in hand disinfection. J Hosp Infect 98(4):331–338. https://doi.org/10.1016/j.jhin.2017.08.025
57. Kampf G (2018) Ethanol. In: Kampf G (Hrsg) Antiseptic stewardship: biocide resistance and clinical

implications. Springer, Cham, S 9–35. https://doi.org/10.1007/978-3-319-98785-9_2

58. Kampf G (2018) Hydrogen peroxide. In: Kampf G (Hrsg) Antiseptic stewardship: biocide resistance and clinical implications. Springer, Cham, S 99–130. https://doi.org/10.1007/978-3-319-98785-9_6

59. Kampf G (2018) Propan-1-ol. In: Kampf G (Hrsg) Antiseptic stewardship: biocide resistance and clinical implications. Springer, Cham, S 37–46. https://doi.org/10.1007/978-3-319-98785-9_3

60. Kampf G (2018) Propan-2-ol. In: Kampf G (Hrsg) Antiseptic stewardship: biocide resistance and clinical implications. Springer, Cham, S 47–61. https://doi.org/10.1007/978-3-319-98785-9_4

61. Kampf G (2018) Sodium Hypochlorite. In: Kampf G (Hrsg) Antiseptic stewardship: biocide resistance and clinical implications. Springer, Cham, S 161–210. https://doi.org/10.1007/978-3-319-98785-9_8

62. Kampf G (2019) Antibiotic resistance can be enhanced in gram-positive species by some biocidal agents used for disinfection. Antibiotics (Basel, Switzerland) 8(1):13. https://doi.org/10.3390/antibiotics8010013

63. Kampf G, Degenhardt S, Lackner S, Jesse K, von Baum H, Ostermeyer C (2014) Poorly processed reusable surface disinfection tissue dispensers may be a source of infection. BMC Infect Dis 14(1):37. https://doi.org/10.1186/1471-2334-14-37

64. Kampf G, Dettenkofer M (2011) Desinfektionsmaßnahmen im häuslichen Umfeld – was macht wirklich Sinn? Hyg Med 36(1–2):8–11

65. Kampf G, Ostermeyer C (2002) Intra-laboratory reproducibility of the hand hygiene reference procedures of EN 1499 (hygienic hand wash) and EN 1500 (hygienic hand disinfection). J Hosp Infect 52(3):219–224

66. Kampf G, Ostermeyer C, Werner H-P, Suchomel M (2013) Efficacy of hand rubs with a low alcohol concentration listed as effective by a national hospital hygiene society in Europe. Antimicrob Resist Infect Control 2:19

67. Kampf G, Shaffer M, Hunte C (2005) Insufficient neutralization in testing a chlorhexidin-containing ethanol-based hand rub can result in a false positive efficacy assessment. BMC Infect Dis 5:48

68. Kastbjerg VG, Larsen MH, Gram L, Ingmer H (2010) Influence of sublethal concentrations of common disinfectants on expression of virulence genes in Listeria monocytogenes. Appl Environ Microbiol 76(1):303–309. https://doi.org/10.1128/aem.00925-09

69. Khan S, Beattie TK, Knapp CW (2016) Relationship between antibiotic- and disinfectant-resistance profiles in bacteria harvested from tap water. Chemosphere 152:132–141. https://doi.org/10.1016/j.chemosphere.2016.02.086

70. Knapp L, Rushton L, Stapleton H, Sass A, Stewart S, Amezquita A, McClure P, Mahenthiralingam E, Maillard JY (2013) The effect of cationic microbicide exposure against Burkholderia cepacia complex (Bcc); the use of Burkholderia lata strain 383 as a model bacterium. J Appl Microbiol 115(5):1117–1126. https://doi.org/10.1111/jam.12320

71. Knobloch JK, Horstkotte MA, Rohde H, Kaulfers PM, Mack D (2002) Alcoholic ingredients in skin disinfectants increase biofilm expression of Staphylococcus epidermidis. J Antimicrob Chemother 49(4):683–687

72. Koopmans MM, Bijlsma MW, Brouwer MC, van de Beek D, van der Ende A (2017) Listeria monocytogenes meningitis in the Netherlands, 1985–2014: a nationwide surveillance study. J Infect 75(1):12–19. https://doi.org/10.1016/j.jinf.2017.04.004

73. Kramer A, Schwebke I, Kampf G (2006) How long do nosocomial pathogens persist on inanimate surfaces? A systematic review. BMC Infect Dis 6:130

74. KRINKO am Robert Koch Institut (2010) Anforderungen an die Hygiene bei der medizinischen Versorgung von immunsupprimierten Patienten. Bundesgesundheitsblatt 53(4):357–388

75. KRINKO am Robert Koch Institut (2017) Prävention von Infektionen, die von Gefäßkathetern ausgehen. Bundesgesundheitsblatt 60(2):171–215

76. Kwok YL, Gralton J, McLaws ML (2015) Face touching: a frequent habit that has implications for hand hygiene. Am J Infect Control 43(2):112–114. https://doi.org/10.1016/j.ajic.2014.10.015

77. Lange C, von der Lippe E (2011) Organspendebereitschaft in der Bevölkerung. GEDA 2009. https://www.rki.de/DE/Content/Gesundheitsmonitoring/Gesundheitsberichterstattung/GBEDownloadsB/Geda09/organspendebereitschaft.pdf?__blob=publicationFile. Zugegriffen: 9. Oct. 2018

78. Langsrud S, Sundheim G, Borgmann-Strahsen R (2003) Intrinsic and acquired resistance to quaternary ammonium compounds in food-related Pseudomonas spp. J Appl Microbiol 95(4):874–882

79. Lanker Klossner B, Widmer HR, Frey F (1997) Non-development of resistance by bacteria during hospital use of povidone-iodine. Dermatology 195(Suppl 2):10–13. https://doi.org/10.1159/000246024

80. Lin H, Ye C, Chen S, Zhang S, Yu X (2017) Viable but non-culturable E. coli induced by low level chlorination have higher persistence to antibiotics than their culturable counterparts. Environ Pollut 230:242–249. https://doi.org/10.1016/j.envpol.2017.06.047

81. Lin W, Li S, Zhang S, Yu X (2016) Reduction in horizontal transfer of conjugative plasmid by UV irradiation and low-level chlorination. Water Res 91 (Supplement C):331–338. https://doi.org/10.1016/j.watres.2016.01.020

82. Lo Cascio G, Bonora MG, Zorzi A, Mortani E, Tessitore N, Loschiavo C, Lupo A, Solbiati M, Fontana R (2006) A napkin-associated outbreak of Burkholderia cenocepacia bacteraemia in haemodialysis patients. J Hosp Infect 64(1):56–62. https://doi.org/10.1016/j.jhin.2006.04.010

83. Lou Y, Yousef AE (1997) Adaptation to sublethal environmental stresses protects Listeria monocytogenes against lethal preservation factors. Appl Environ Microbiol 63(4):1252–1255

84. Lunden J, Autio T, Markkula A, Hellstrom S, Korkeala H (2003) Adaptive and cross-adaptive responses of persistent and non-persistent Listeria monocytogenes strains to disinfectants. Int J Food Microbiol 82(3):265–272

85. Luther MK, Bilida S, Mermel LA, LaPlante KL (2015) Ethanol and isopropyl alcohol exposure increases biofilm formation in Staphylococcus aureus and Staphylococcus epidermidis. Infect Dis Ther 4(2):219–226. https://doi.org/10.1007/s40121-015-0065-y

86. Machado I, Graca J, Sousa AM, Lopes SP, Pereira MO (2011) Effect of antimicrobial residues on early adhesion and biofilm formation by wild-type and benzalkonium chloride-adapted Pseudomonas aeruginosa. Biofouling 27(10):1151–1159. https://doi.org/10.1080/08927014.2011.636148

87. Mahnert A, Moissl-Eichinger C, Zojer M, Bogumil D, Mizrahi I, Rattei T, Martinez JL, Berg G (2019) Man-made microbial resistances in built environments. Nat Commun 10(1):968. https://doi.org/10.1038/s41467-019-08864-0

88. Malizia WF, Gangarosa EJ, Goley AF (1960) Benzalkonium chloride as a source of infection. N Engl J Med 263:800–802. https://doi.org/10.1056/nejm196010202631608

89. Marcus U, an der Heiden M (2015) Schätzung der Prävalenz und Inzidenz von HIV-Infektionen in Deutschland, Stand Ende 2014. Epidemiol Bull 23(45):475–486

90. Mc Cay PH, Ocampo-Sosa AA, Fleming GT (2010) Effect of subinhibitory concentrations of benzalkonium chloride on the competitiveness of Pseudomonas aeruginosa grown in continuous culture. Microbiology (Reading, England) 156(Pt 1):30–38. https://doi.org/10.1099/mic.0.029751-0

91. McNamara PJ, Levy SB (2016) Triclosan: an Instructive Tale. Antimicrob Agents Chemother 60(12):7015–7016. https://doi.org/10.1128/aac.02105-16

92. Molina-González D, Alonso-Calleja C, Alonso-Hernando A, Capita R (2014) Effect of sub-lethal concentrations of biocides on the susceptibility to antibiotics of multi-drug resistant Salmonella enterica strains. Food Control 40 (Supplement C):329–334. https://doi.org/10.1016/j.foodcont.2013.11.046

93. Nagai K, Ohta S, Zenda H, Matsumoto H, Makino M (1996) Biochemical characterization of a Pseudomonas fluorescens strain isolated from a benzalkonium chloride solution. Biol Pharm Bull 19(6):873–875

94. Nakashima AK, McCarthy MA, Martone WJ, Anderson RL (1987) Epidemic septic arthritis caused by Serratia marcescens and associated with a benzalkonium chloride antiseptic. J Clin Microbiol 25(6):1014–1018

95. Nishihara T, Okamoto T, Nishiyama N (2000) Bio-degradation of didecyldimethylammonium chloride by Pseudomonas fluorescens TN4 isolated from activated sludge. J Appl Microbiol 88(4):641–647

96. Nunoshiba T, Hashimoto M, Nishioka H (1991) Cross-adaptive response in Escherichia coli caused by pretreatment with H_2O_2 against formaldehyde and other aldehyde compounds. Mutat Res 255(3):265–271

97. Oggioni MR, Coelho JR, Furi L, Knight DR, Viti C, Orefici G, Martinez JL, Freitas AT, Coque TM, Morrissey I (2015) Significant differences characterise the correlation coefficients between biocide and antibiotic susceptibility profiles in staphylococcus aureus. Curr Pharm Des 21(16):2054–2057

98. Oh J, Salcedo DE, Medriano CA, Kim S (2014) Comparison of different disinfection processes in the effective removal of antibiotic-resistant bacteria and genes. J Environ Sci (China) 26(6):1238–1242. https://doi.org/10.1016/s1001-0742(13)60594-x

99. Olson RK, Voorhees RE, Eitzen HE, Rolka H, Sewell CM (1999) Cluster of postinjection abscesses related to

corticosteroid injections and use of benzalkonium chloride. West J Med 170(3):143–147

100. Ory J, Zingg W, de Kraker MEA, Soule H, Pittet D (2018) Wiping is inferior to rubbing: a note of caution for hand hygiene with alcohol-based solutions. Infect Control Hosp Epidemiol 39(3):332–335. https://doi.org/10.1017/ice.2017.307

101. Pagedar A, Singh J, Batish VK (2012) Adaptation to benzalkonium chloride and ciprofloxacin affects biofilm formation potential, efflux pump and haemolysin activity of Escherichia coli of dairy origin. J Dairy Res 79(4):383–389. https://doi.org/10.1017/S0022029912000295

102. Park SH, Oh KH, Kim CK (2001) Adaptive and cross-protective responses of Pseudomonas sp. DJ-12 to several aromatics and other stress shocks. Curr Microbiol 43(3):176-181. https://doi.org/10.1007/s002840010283

103. Peters BM, Ward RM, Rane HS, Lee SA, Noverr MC (2013) Efficacy of ethanol against Candida albicans and Staphylococcus aureus polymicrobial biofilms. Antimicrob Agents Chemother 57(1):74–82. https://doi.org/10.1128/aac.01599-12

104. Pidot SJ, Gao W, Buultjens AH, Monk IR, Guerillot R, Carter GP, Lee JYH, Lam MMC, Grayson ML, Ballard SA, Mahony AA, Grabsch EA, Kotsanas D, Korman TM, Coombs GW, Robinson JO, Goncalves da Silva A, Seemann T, Howden BP, Johnson PDR, Stinear TP (2018) Increasing tolerance of hospital Enterococcus faecium to handwash alcohols. Sci Transl Med 10(452). https://doi.org/10.1126/scitranslmed.aar6115

105. Pires RH, da Silva Jde F, Gomes Martins CH, Fusco Almeida AM, Pienna Soares C, Soares Mendes-Giannini MJ (2013) Effectiveness of disinfectants used in hemodialysis against both Candida orthopsilosis and C. parapsilosis sensu stricto biofilms. Antimicrob Agents Chemother 57(5):2417–2421. https://doi.org/10.1128/aac.01308-12

106. Pliuta VA, Andreenko IuV, Kuznetsov AE, Khmel IA (2013) Formation of the Pseudomonas aeruginosa PAO1

biofilms in the presence of hydrogen peroxide; the effect of the AiiA gene. Mol Gen Mikrobiol Virusol 4:10–14

107. Plotkin SA, Austrian R (1958) Bacteremia caused by Pseudomonas sp. following the use of materials stored in solutions of a cationic surface-active agent. Am J Med Sci 235(6):621–627

108. Redelman CV, Maduakolam C, Anderson GG (2012) Alcohol treatment enhances Staphylococcus aureus biofilm development. FEMS Immunol Med Microbiol 66(3):411–418. https://doi.org/10.1111/1574-695x.12005

109. Robert Koch-Institut (2019) Infektionsepidemiologisches Jahrbuch meldepflichtiger Krankheiten für 2018. Berlin

110. Roberts AP, Mullany P (2011) Tn916-like genetic elements: a diverse group of modular mobile elements conferring antibiotic resistance. FEMS Microbiol Rev 35(5):856–871. https://doi.org/10.1111/j.1574-6976.2011.00283.x

111. Rossmann. www.rossmann.de. Zugegriffen: 9. Oct. 2018

112. Russell AD (2003) Biocide use and antibiotic resistance: the relevance of laboratory findings to clinical and environmental situations. Lancet Infect Dis 3(12):794–803

113. Sagrotan. www.sagrotan.de.ros. Zugegriffen: 4. Oct. 2018

114. Sautter RL, Mattman LH, Legaspi RC (1984) Serratia marcescens meningitis associated with a contaminated benzalkonium chloride solution. Infect Control 5(5):223–225

115. Schiavone M, Formosa-Dague C, Elsztein C, Teste MA, Martin-Yken H, De Morais MA, Jr., Dague E, Francois JM (2016) Evidence for a Role for the Plasma Membrane in the Nanomechanical Properties of the Cell Wall as Revealed by an Atomic Force Microscopy Study of the Response of Saccharomyces cerevisiae to Ethanol Stress. Appl Environ Microbiol 82(15):4789–4801. https://doi.org/10.1128/aem.01213-16

116. Semchyshyn HM (2014) Hormetic concentrations of hydrogen peroxide but not ethanol induce cross-adaptation to different stresses in budding yeast. Int J Microbiol 2014:485792. https://doi.org/10.1155/2014/485792

117. Siebor E, Llanes C, Lafon I, Ogier-Desserrey A, Duez JM, Pechinot A, Caillot D, Grandjean M, Sixt N, Neuwirth C (2007) Presumed pseudobacteremia outbreak resulting from contamination of proportional disinfectant dispenser. Eur J Clin Microbiol Infect Dis 26(3):195–198. https://doi.org/10.1007/s10096-007-0260-1

118. Sommerstein R, Fuhrer U, Lo Priore E, Casanova C, Meinel DM, Seth-Smith HM, Kronenberg A, On Behalf Of A, Koch D, Senn L, Widmer AF, Egli A, Marschall J, On Behalf Of S (2017) Burkholderia stabilis outbreak associated with contaminated commercially-available washing gloves, Switzerland, May 2015 to August 2016. Euro Surveill 22 (49):pii=17-00213. https://doi.org/10.2807/1560-7917.es.2017.22.49.17-00213

119. Soumet C, Fourreau E, Legrandois P, Maris P (2012) Resistance to phenicol compounds following adaptation to quaternary ammonium compounds in Escherichia coli. Vet Microbiol 158(1–2):147–152. https://doi.org/10.1016/j.vetmic.2012.01.030

120. Soumet C, Meheust D, Pissavin C, Le Grandois P, Fremaux B, Feurer C, Le Roux A, Denis M, Maris P (2016) Reduced susceptibilities to biocides and resistance to antibiotics in food-associated bacteria following exposure to quaternary ammonium compounds. J Appl Microbiol 121(5):1275–1281. https://doi.org/10.1111/jam.13247

121. Sterillium. www.sterillium.de. Zugegriffen: 5. Oct. 2018

122. Sullivan BA, Vance CC, Gentry TJ, Karthikeyan R (2017) Effects of chlorination and ultraviolet light on environmental tetracycline-resistant bacteria and tet(W) in water. J Environ Chem Eng 5(1):777–784. https://doi.org/10.1016/j.jece.2016.12.052

123. To MS, Favrin S, Romanova N, Griffiths MW (2002) Postadaptational resistance to benzalkonium chloride and subsequent physicochemical modifications of Listeria monocytogenes. Appl Environ Microbiol 68(11):5258–5264

124. Tun MH, Tun HM, Mahoney JJ, Konya TB, Guttman DS, Becker AB, Mandhane PJ, Turvey SE, Subbarao P, Sears MR, Brook JR, Lou W, Takarao TK, Scott JA, Kozyrskyj AL

(2018) Postnatal exposure to household disinfectants, infant gut microbiota and subsequent risk of overweight in children. Can Med Assoc J 190(37):E1097–e1107. https://doi.org/10.1503/cmaj.170809

125. Verbund für Angewandte Hygiene Die VAH-Liste für Anwender. https://vah-online.de/de/fuer-anwender. Zugegriffen: 9. Oct. 2018

126. Wesgate R, Grasha P, Maillard JY (2016) Use of a predictive protocol to measure the antimicrobial resistance risks associated with biocidal product usage. Am J Infect Control 44(4):458–464. https://doi.org/10.1016/j.ajic.2015.11.009

127. WHO (2016) Global guidelines for the prevention of surgical site infections. WHO, Geneva

128. WHO (2017) WHO model list of essential medicines. WHO. http://www.who.int/medicines/publications/essential-medicines/20th_EML2017_FINAL_amendedAug2017.pdf

129. Wilson CE, Cathro PC, Rogers AH, Briggs N, Zilm PS (2015) Clonal diversity in biofilm formation by Enterococcus faecalis in response to environmental stress associated with endodontic irrigants and medicaments. Int Endod J 48(3):210–219. https://doi.org/10.1111/iej.12301

130. Zheng J, Su C, Zhou J, Xu L, Qian Y, Chen H (2017) Effects and mechanisms of ultraviolet, chlorination, and ozone disinfection on antibiotic resistance genes in secondary effluents of municipal wastewater treatment plants. Chem Eng J 317(Supplement C):309–316. https://doi.org/10.1016/j.cej.2017.02.076

131. Han Y, Zhou ZC, Zhu L, Wei YY, Feng WQ, Xu L, Liu Y, Lin ZJ, Shuai XY, Zhang ZJ, Chen H (2019) The impact and mechanism of quaternary ammonium compounds on the transmission of antibiotic resistance genes. Environ Sci Pollut Res Int: im Druck. https://doi.org10.1007/s11356-019-05673-2